青春文庫

健診・人間ドックだけではわからない！

かくれ高血糖が
体を壊す

池谷敏郎

青春出版社

文庫版のための はじめに

すべては「食後血糖値」のケアから

リモートワークや巣ごもり生活が増えたためでしょうか、最近、内科医としてとても気になることがあります。

このところ、**糖尿病を悪化させる患者さんが増えているのです。**

というのも、巣ごもり生活は血糖値を上げる要因が満載です。

まず、なんといっても運動不足に陥りやすい。「通勤が唯一の運動だった」という会社員の方は多いようで、通勤がなくなったとたん、すっかり動かない生活になってしまう人が多いのです。

運動をしないということは、「糖」を使うチャンスが減るということ。

当然、血糖値のコントロールにはマイナスです。

さらに、運動不足が続けば筋肉も減ってしまうので代謝が悪くなり、そういう意味でも、血液中に糖が余りやすく（＝血糖値が上がりやすく）なります。

また、在宅勤務になってお菓子を食べる量が増えた、という人も。

じつは、**動かない生活は、食欲のコントロールも狂わせます。**

運動すると、食欲を増やすホルモンが減り、食欲を抑えるホルモンは増えるので、運動するだけでも食欲は抑えられるのです。逆に、体を動かさないということは、食欲を抑えるチャンスを逃しているということ。だから、家の中でじっとしているほど、何かしら食べたくなってしまうのです。

ずっと家にいると「食べることが唯一のストレス解消！」という方も多いかもしれませんね。たしかに人に会わない、家にひきこもりがちな生活は、ストレスがたまるものです。

そもそも**ストレス自体、血糖値を上げます。**

ストレスがかかると、体はそれに対抗するためにストレスホルモンを出すのですが、ストレスホルモンは血糖値を上げるのです。

巣ごもり生活は、こんな風にいろいろな理由で、こっそり血糖値を上げています。そして、血糖値が上がれば、知らず知らずのうちに動脈硬化が進み、脳卒中や心筋梗塞《こうそく》、認知症といった怖い病気のリスクがじわじわ高まる——。

これは健康診断で「糖尿病」と診断されている人だけの問題ではありません。**健康診断で測る「空腹時血糖値」や「ＨｂＡ１ｃ（ヘモグロビンエーワンシー）」は正常範囲でも、じつは食後に血糖値がハネ上がっている人がいます。**

この**「かくれ高血糖（＝食後高血糖）」**こそが、大問題なのです。食事のたびに血糖値がハネ上がり、気づかぬうちにビシビシと血管を傷つけています。


人に会う機会が減って、お腹まわりにぜい肉をまとっていませんか？

家から出ない生活で、筋肉が減っていませんか？

そういう方は要注意。今日から、食後高血糖に気をつけましょう。

食後血糖値さえケアすれば、中性脂肪も血圧もコレステロールも、メタボ体

型も、一挙に解決します。

なぜなら、食後に血糖値を上げない生活は、メタボリックシンドローム全般に有効だからです。

みなさんもよくご存じのとおり、血糖値を上げる張本人は、「糖質」です。糖質をとりすぎると、食後に高血糖を招いてしまう。

といっても、そんなに身構えなくても大丈夫です。**ストイックな糖質制限は必要ありません。**それに、ストイックな糖質制限は、続きません。続かないから、結局リバウンドを招きます。

私も、もともと甘いものが好きなので、レストランに行けば食後のデザートも食べますし、ときにはコンビニのコロッケも食べます（美味しいですよね）。

大切なのは、食べ方。ほどよく、ゆるく糖質を制限して、ときには好きなものを食べる**「チートタイム」もアリです。**

では、一日たらふく好きなものを食べる「チートデイ」はOKかというと――。これは、本文でしっかりお伝えしましょう！

目次

4章　やってはいけない食べ方と頭のいい対策

5章　「かくれ高血糖」を防ぎ、治す習慣

6章 食後の3分で、食べちゃった分を〝なかったこと〟に！

《池谷式 血糖値クールダウン体操》

7章 《誌上クリニック》「かくれ高血糖」の疑問に答えます

編集協力 橋口佐紀子
本文イラスト 池田須香子

1章

「かくれ高血糖」は立派な病気です

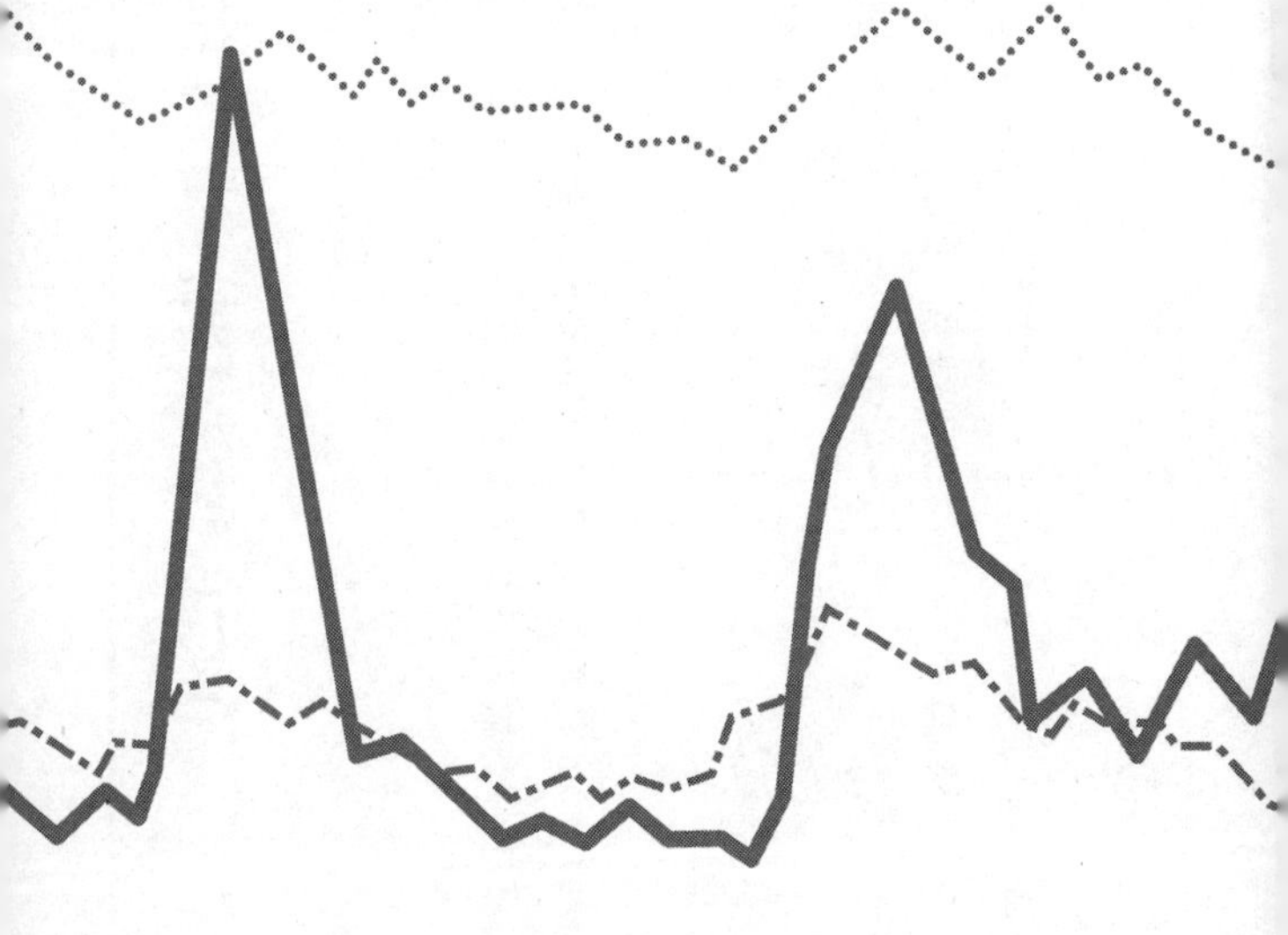

食事のたびに「急上昇」の恐ろしさ

たいして太ってもいないし、血糖値も高くない。

糖尿病だなんて言われたこともない。

そういう人でも、食後、ゆっくりとくつろいでいるあいだに体のなかでは血糖値が急激に上がり、血管を傷つけ、血管の老化を進めているかもしれません。

そんな「かくれ高血糖」の人が増えています。


左のページのグラフを見てください。

体温や血圧が一日のなかで変わるように、血糖値も一日のあいだに変化しています。どんな人でも血糖値が上がるのが、朝食後、昼食後、夕食後という「食後」です。糖分を体内に取り入れれば、血糖値も上がるので、間食や夜食のあとにも上がっています。

かくれ高血糖……
血糖値は、健康診断や人間ドックでは正常値でも、こんなに急上昇・急降下している人も！

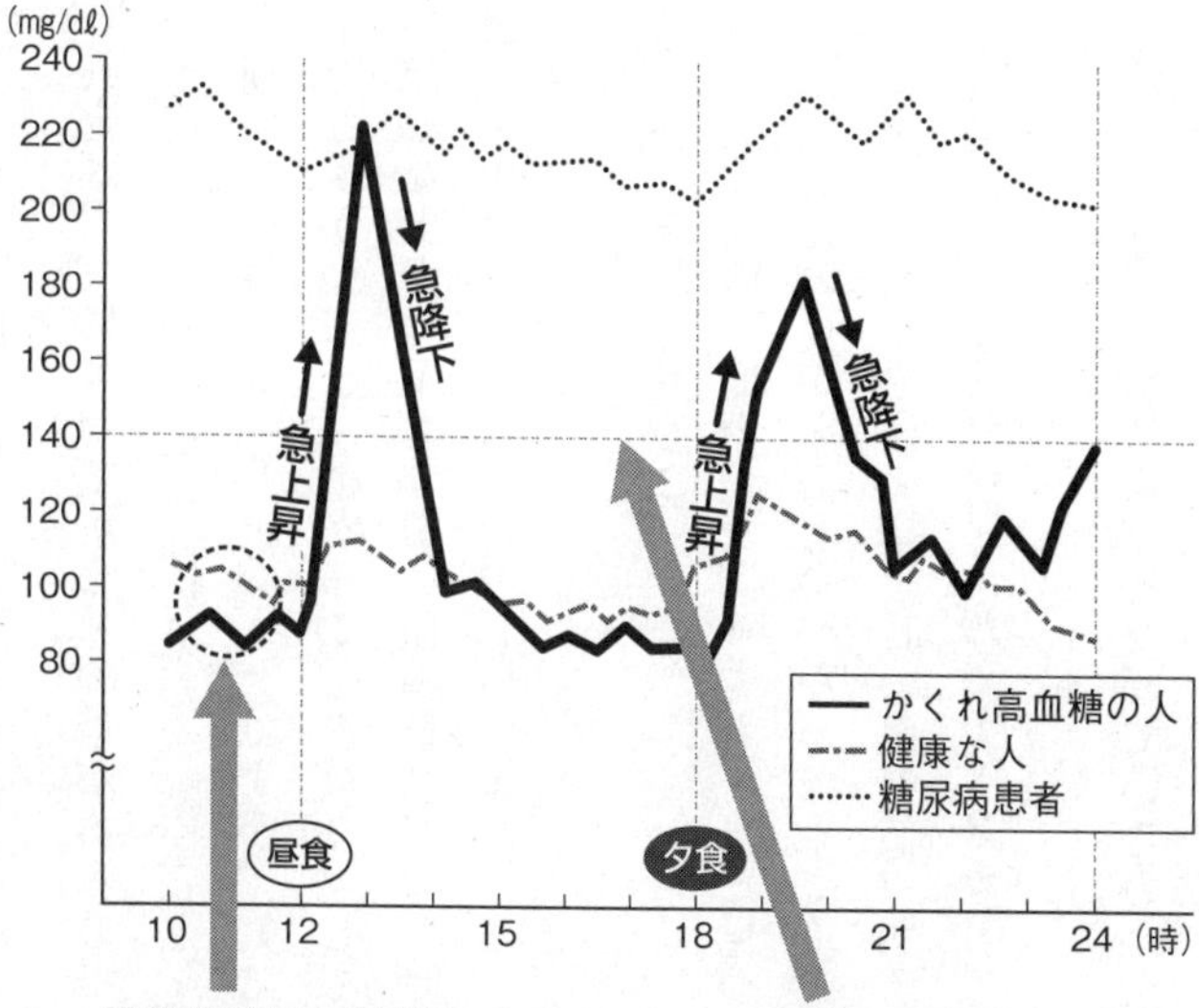

健康診断や人間ドックではココ、つまり「空腹時血糖」を測っているので食後の「急上昇・急降下（血糖値スパイク）」がわからない！

血糖をコントロールする機能が正常なら140を超えることはほぼない

ただ、その上がり具合は、人によってかなりの差があるのです。

3つの折れ線グラフのうち、全体的に高いのが「糖尿病の人」、全体的に低めでゆるやかな山を描いているのが「健康な人」ですが、気になるのが食事のたびに一時的にグーンと上がってまた下がることを繰り返しているグラフです。

こうした血糖値の急激な上がり下がりを「血糖値スパイク」または「グルコーススパイク」と言います。

❖「健診で異常なし。大丈夫」がキケン

このタイプの人は、健康診断で血糖値を測っても、ほぼ見つかりません。

通常、健康診断では「前日の夜から何も食べないで来てください」と言われますよね。健康診断で測っているのは、空腹時の血糖値、あるいは「HbA1c（ヘモグロビン・エーワンシー）」と呼ばれる過去1～2カ月の血糖値の平均をあらわす値です。

これらの値だけでは、「食後、血糖値がどうなっているのか」はわかりません。

食後に血糖値スパイクを起こしていても、食後2～3時間のみ急激に上がってまた正常範囲に戻っていくので、空腹状態で血糖値を測ったら、健康な人と同じような結果が出るのです。

また、一日に何度か血糖値が高くなるとはいえ、ならせばそんなに高くはないので、HbA1cも引っかかりません。医者からは「ちょっと高めなので、食事と運動に気をつけましょうね」と言われて終わりでしょう。

ところがジェットコースターのように血糖値が上がったり下がったりを繰り返している人ほど、心筋梗塞や脳卒中といった大きな血管病を起こしやすいことが最近、ハッキリしてきました。

血管の壁の内側の細胞を、糖分の多い液体と糖分の少ない液体にかわるがわるつけて、血糖値スパイクが繰り返し起きている状態を人工的につくると、細胞のなかで活性酸素が大量に発生する――ということを、イタリアの研究グループが明らかにしたのです。

この活性酸素ですが、よく**「老化の元凶」**と言われているのをご存じですか？

活性酸素は、呼吸で取り込まれた酸素が体内で活用される過程で発生するものなので、呼吸をしている限り、誰の体のなかでも必ずできます。なおかつ、活性酸素はふつうの酸素よりも物を燃やす力がパワーアップしているので、細菌やウイルスを撃退してくれるなど、免疫機能の一部としても働いています。

つまり、ある程度の量であれば体を守るために働いてくれる。ところが、増えすぎるとパワーを持て余して、正常な細胞まで傷つけてしまうのです。それが、老化の元凶といわれる所以です。

さて、血管の内側で活性酸素が大量発生していたらどうなるのでしょうか？まず「血管内皮」という血管のいちばん内側を覆っている膜が傷つけられます。その度に、傷ついた部分を修復するために免疫細胞が集まってきて、血管の壁に入り込み、やがて壁が分厚くなって弾力性を失ったり、血液の通り道が狭くなったりしてしまう。

そうやって血管のいたるところで動脈硬化が進んでしまうのです。

❖ 血管病死を増やす「食後の高血糖」

17ページのグラフのように、食後2〜3時間だけ血糖値が急上昇・急降下する状態（血糖値スパイク）は、これまでは「糖尿病予備軍」とか「糖尿病の前段階」と言われていました。そして、「このままだと糖尿病になるから気をつけてくださいね」という指導が行われてきました。

つまり、「いまはまだセーフだけれど、このままだと糖尿病になるから危ないよ」という指導だったわけです。

糖尿病は、血液中のブドウ糖が全身の細胞に取り込まれずに血液中にあふれたままになっている状態のこと。

ただし、**糖尿病を発症しても初期には自覚症状はほとんどありません。**

妙に喉《のど》が渇くとか、トイレの回数が増えるとか、食べてもやせるといった症状が出てきて「おかしいな」と思いはじめたときには、すでに血管の老化が進んでいて、網膜《もうまく》症や腎症、神経障害、脳梗塞といったさまざまな血管の病気（合併症）を引き起こしてしまうことが多いのです。

血管の老化によって引き起こされるこれらの合併症こそが、糖尿病が恐れられる理由です。ところが、「かくれ高血糖」で血糖値が急上昇・急降下を毎日毎日繰り返している人は、**糖尿病になる前からすでに血管の老化が進んでいます。**糖尿病で恐れられている血管病の発症に向かって、すでにスタートを切ってしまっているのです。

血管病の代表が、心筋梗塞、脳卒中です。「血糖値スパイク＝食後高血糖」が起こっている人は、たとえ空腹時の血糖値が正常であっても、心筋梗塞や脳卒中のリスクが高くなることが国内外の研究で明らかになっています。

たとえば、山形県舟形町の40歳以上の住民を対象に7～10年間追跡調査を行って心血管疾患による死亡リスクを調べた研究では、食後高血糖がある人は、ない人に比べて心血管疾患による死亡リスクが高いことがわかりました。一方で、空腹時血糖値のみが高い人は、正常な人とほぼ変わりませんでした。

つまり、**健康診断で測るような空腹時の血糖値よりも、健康診断ではわからない食後高血糖のほうが、血管病の発症や、それによる死亡リスクに深くかか**

わっていたということです。

❖がん、認知症の元凶

食後高血糖がかかわっているのは心筋梗塞や脳卒中といった血管病だけではありません。日本人の2人に1人がかかるという「がん」、高齢者の5人に1人がかかると言われる「認知症」とも深いかかわりがあります。

糖質が多く含まれている食事をとって食後の血液が〝高血糖〟な状態が続くと、全身の細胞にブドウ糖を届けて血糖値を下げるために、すい臓ががんばって大量のインスリンというホルモンを分泌します。

ところが、インスリンには血糖値を下げる作用だけではなく、細胞を増やす働きのある物質を活性化する作用もあるため、インスリンが増えすぎると、がん細胞の増殖も促してしまい、がんの発症リスクを上げてしまうのです。

なかでも増えるのが、インスリンを出しているすい臓にできるがん。すい臓がんといえば、見つかりにくく、治療が難しいがんの代表格と言えます。そのすい臓がんのベースにも、血糖値スパイクが潜んでいたのです。

また、食後高血糖を繰り返すと活性酸素が大量発生すると紹介しましたが、この活性酸素も、がんの発生に深くかかわっています。**活性酸素によって細胞の中の遺伝子が傷つけられることが、細胞ががん化する要因のひとつなのです。**

では、認知症とかくれ高血糖の関係はどうでしょうか。

アルツハイマー型認知症の原因は脳内に「アミロイドβ」と呼ばれる不要なタンパク質がたまることと知られています。ところが、このアミロイドβを分解する酵素とインスリンを分解する酵素は同じなのです。インスリンが増えすぎると、そっちの分解に忙しくなってアミロイドβの分解にまで十分に手が回らなくなってしまう。そのため、**食後高血糖をそのままにしていると、アルツハイマー型認知症にもなりやすくなってしまうのです。**

ところで認知症には、脳梗塞や脳出血、くも膜下出血などの血管の病気によって引き起こされる血管性認知症もありますが、当然、食後高血糖は脳内の血管も老化させるので、血管性の認知症のリスクも上げます。

以前から、糖尿病の人が認知症になりやすいことは知られていましたが、その元凶が食後高血糖にあったのです。


さらに、血糖値が高いと免疫力も落ちます。糖尿病をもっていると、感染症にかかりやすく、かかったときに悪化しやすいのはそのためです。

かくれ高血糖と免疫力の関係についてはまだ明確なエビデンスはありませんが、かくれ高血糖状態でも糖尿病と同じか、それ以上に動脈硬化や認知症のリスクを上げることを考えると、やっぱり免疫についてもマイナスになることはあってもプラスになることはないでしょう。

私は、かくれ高血糖があれば免疫力も下がる、と考えるべきだと思います。

❖「かくれ高血糖」の死亡リスク

さらに言えば、**血糖値スパイクのある人ほど死亡リスクが高くなる**という研究結果も出ています。

これはヨーロッパで行われた調査です。

血糖値が正常な人の死亡リスクを「1」とした場合、

・空腹時の血糖値も食後の血糖値も高い人は………2・36倍

・空腹時の血糖値は正常だけれど、食後の血糖値が高い人は……2・00倍

・空腹時の血糖値は高いけれど、食後の血糖値は正常の人は……1・41倍

という結果でした。これまでは食後高血糖は「そのままにしておくと糖尿病になってしまう」と注意されていましたが、もはや「糖尿病予備軍」「糖尿病の前段階」なんて悠長なことを言っている場合ではありません。

血糖値スパイクが起こっている時点で、すでに立派な病気なのです。

❖「やせてる」「若く見られる」では安心できない

ただし、「かくれ高血糖」と言われるくらいですから、ふだんはかくれています。多くの場合、本人はもちろんのこと、医者からも気づかれずに見逃され

てしまっています。

「健康診断で異常なかったから大丈夫」

「まだまだ若いから大丈夫」

「やせているから大丈夫」

「運動部出身だし、今もスポーツしてるから大丈夫」

そんな風に「私は大丈夫」と安心している人もいるかもしれませんが、これらのどれも「大丈夫」な理由にはなりません。**見た目はうら若き女性でも、血管のなかはメタボのオジサンと変わらない……なんてことがあるのです。**

かくれ高血糖は、知らないうちに誰にでも起こっている可能性があります。

ただ、かくれ高血糖も生活習慣病なので、「こういう生活をしているとなりやすい」という傾向はあります。

そこで、多くの患者さんを診てきた経験から、かくれ高血糖のリスクを判定するチェックリストを作成しました。当てはまる項目がどのくらいあるか、まずは次のページでチェックしてください。

あなたは「かくれ高血糖」？　セルフチェック

《運動》

□❶食後は、ほとんど体を動かさないことが多い

□❷座っている時間が、1日に8時間以上ある日が多い

《筋力不足》

□❸脚の筋力が弱く、片足で靴下をはくのがむずかしい

《食事》

□❹朝食を食べない日が、週に3日以上ある

□❺炭水化物（ごはん、パン、めん類）が好き

□❻食事は、ごはん（米）、パン、めん類から食べ始めることが多い

□❼1日にとるカロリーのうち、6割以上を「1回の食事」でとっている
（朝：昼：夜＝1：3：6　など）

□❽食後に甘いものが食べたくなる（フルーツも含む）
□❾食後、眠くなることがたびたびある

《間食》

□❿イライラしたりストレスを感じたときや、ひと仕事終えたとき、甘いものが食べたくなる
□⓫間食にはチョコレートや甘いものを食べることが多い

《生活習慣》

□⓬睡眠不足、寝不足だ
□⓭休日は寝だめをしてしまう
□⓮タバコを吸う

《健診でわかる指標》

□⓯20歳の頃より10キロ以上太った。お腹だけポッコリ出ている体型である
□⓰空腹時血糖値が110㎎／㎗以上、もしくは食後血糖値が140㎎／㎗以上か、ＨｂＡ１ｃが5.6以上である

チェックリストの結果は、どうでしたか？

厳しいようですが、**ひとつでも当てはまる人は安心できません。**さらにひとつ増えるごとに危険度は高まると思ってください。

「危ないな」「かくれ高血糖かもな」と感じた人は、一度、実際に食後の血糖値を測ってみたほうがいいでしょう。かくれているなら、表に出してしまえばいいのです。

血糖値は食後30分～1時間ころピークに達するので、食事の1時間後に血糖値を測って、１４０mg／dℓを超えていたらほぼ間違いありません。かくれ高血糖が潜んでいます。

❖食後血糖値を「見える化」

ふだんから医療機関にかかっている人は、一度、食後のタイミングを狙って血液検査を受けてみるといいでしょう。

ただし、食事をとったあとには血糖値だけではなく中性脂肪の値も上がってしまいます。**中性脂肪の値を正しく把握するためにも、健康診断はちゃんと空腹状態で受けてください。**

また、血糖値は自宅で自分で測ることもできます。

測定には、「血糖測定器本体」と「穿刺器具」「穿刺針」「試験紙（センサー）」の4つが必要です。このうち針とセンサーは使い捨てで、なかには穿刺器具と穿刺針がセットになった使い捨てタイプのものもあります。

測り方は、次のとおり。

まず、ボールペンのような形をした穿刺器具の先端に、新しい針を取り付けます。そして指先などに軽く押し当てボタンを押すと、ポンと針が飛び出て、ほんの一瞬だけチクッとして、刺した部分から少し血が出ます。その血液を、測定器本体に取り付けたセンサーにつけると、数秒で測定器本体に血糖値が表示されるという流れです。

自分で測ったことのない人は、「自分で針を刺すの？」と顔をしかめてしまうかもしれませんが、ほんの一瞬のこと。やってみたら「こんなものか」と思うのではないでしょうか。

血糖測定器一式は、調剤薬局で購入することができます。いわゆる処方せんを受け付けている薬局で、一般のドラッグストアでは取り扱っていません。ただ、センサー以外の3点、測定器本体と穿刺器具、穿刺針はインターネット通販でも購入することができます。

ただし、血糖値の測定は、慣れれば簡単とはいえ、「針を刺す」という行為が必要です。安全にお使いいただくには、「食後の血糖値が気になるので、測定器を買いたい」と医師に相談し説明を受けてから購入することをおすすめします。

血糖測定器一式を揃えるのにかかる費用は、1〜2万円ほど。糖尿病で、インスリン注射による治療を行っている人にとっては必須ですが、「食後血糖値を一度試しに測ってみたい」という人にとっては、ちょっと高い買い物ではないでしょうか。

その場合、「郵送検査」という方法もあります。

使い捨てタイプの検査キットが送られてくるので、自宅で同じように採血をして送り返すと、結果を郵送してくれるというサービスです。

メーカーや検査項目にもよりますが、血糖値のみだったら数千円ほど。血糖測定器一式を購入するよりは安価で調べることができます。その際、血糖値ではなくヘモグロビンA1c（HbA1c）のみのものもあるので、具体的な検査項目を必ず確認しましょう。

❖町のドラッグストアでできる「セルフ測定」

以前に比べると測定器も小さくなり、針も細くなって、より手軽に血糖値が測れるようになりました。ただ、それでも血圧や体温を測るのに比べると、ハードルが高いことには変わらないでしょう。針を刺して血を出すというところに不安を感じる人もいるかもしれません。

病院に行って検査をしてもらうよりは手軽で、自宅で自分で行うよりは安心な方法として、最近では薬局で簡単な血液検査を受けられるサービスがあります。正式には「検体測定室」、通称で「ゆびさきセルフ測定室」と呼ばれ、2014年から始まったものです。

使い捨てタイプの採血キット（穿刺器具）を貸し出してくれ、その場でピッと血を出して、その血液をつけたものを渡すと、すぐに分析してくれ、10分程度で結果がわかるというもの。

血液をピッと出すのは自分で行うのですが、薬剤師さんがカウンター越しに見守っていてくれるので、自宅で一人で行うよりも安心かもしれません。費用も、血糖値のみの測定なら、500円～1000円程度です。

ドラッグストアならどこでも行っているわけではありませんが、「ゆびさきセルフ測定室」を設置する薬局は増えています。「ゆびさきセルフ測定室ナビ」に、全国の設置店が紹介されているので、参考にしてください。

(https://navi.yubisaki.org/)

❖ 個人差が大きい「何を食べたら上がるか」

血糖値スパイクが起こっていても自覚症状はほとんどないので、血糖値スパイクが起こっているかどうかを知るには、実際に測ってみるのがいちばん手っ取り早くて確実な方法だと思います。

じつは私も、いつも血糖測定器を持ち歩いて、食後1、2時間後に測っています。ふだんは気をつけて食事を選んでいますが、先日「あ、やってしまったな」ということがありました。勉強会でいただいたすき焼き弁当と、職員からもらった小さなチーズケーキを食べたら、血糖値が150㎎／dℓを超えてしまったのです。これは、私にとっては食べすぎだったようです。

同じものを同じだけ食べても、血糖値が上がる人もいれば、そんなに上がらない人もいます。たとえばバナナは糖質の多い果物の代表ですが、私の場合は、バナナを食べてもそんなに血糖値は上がりませんでした。

食後高血糖は、ふだんはかくれていて見えませんし、人によっても上がり方は違う。だから、実際に測って「見える化」するのがいちばんなのです。

食後に血糖値を測って、140㎎／dℓを超えていないようでしたら、ひとまず安心です。ただ、過信はしないように。「何を食べたか」でも違いますし、糖質をたくさんとってインスリンをドバドバ出す生活を続けていたら近い将来、インスリンの働きが弱くなり、血糖値が下がりにくくなってくるでしょう。

だから、食後高血糖が見つかった人も見つからなかった人も、この本で紹介するような生活習慣を意識してほしいのです。

❖「かくれ高血糖」を放置すると

28ページのセルフチェックで「かくれ高血糖」の可能性が高いことがわかったら、あるいは、実際に食後血糖値を測ってみて140㎎／dℓ以上あったら、残念ながら、すでに血管の老化がじわじわ始まっていると考えるべきでしょう。

●動脈

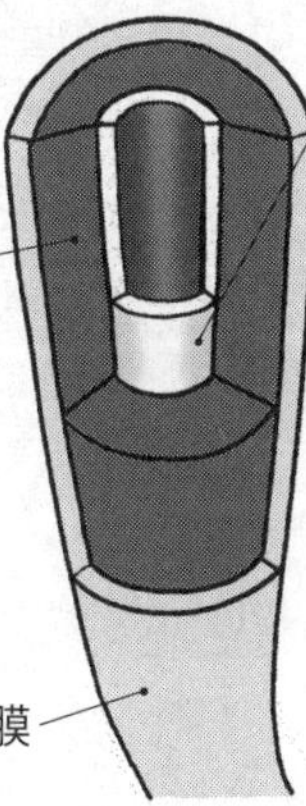

その最初の一歩が、血管内皮機能の障害です。

血管のいちばん内側にあるのが内膜で、その内側には「内皮細胞」というユニークな細胞がびっしりと並んでいます。

内皮細胞は、私たちの血管を若く健康に保ってくれている大切な存在。血管の機能をコントロールする一酸化窒素(NO)を出して、血圧を調整したり、動脈硬化の原因である血管の炎症を抑えたり、いろいろな働きを担ってくれているのです。

かくれ高血糖を放置していると、その大事な内皮細胞が傷つけられて、本来担っている血管を守る機能を十分に果たせなくなります。そして、「動脈硬化」という血管の老化が始まっていくのです。

また、かくれ高血糖を放置していると、インスリンの効きも悪くなっていきます。すい臓からインスリンが十分に分泌されていても、効きが悪いために血糖値が下がりにくくなってしまうのです。

専門用語では「インスリン抵抗性が高まる」と言います。

インスリンの効きが悪くなれば、さらにたくさんのインスリンを出さなければいけなくなって、糖尿病の発症にももちろんつながりますし、先ほど紹介したように、がんや認知症にもつながっていきます。

これまでは、高血糖状態が続くのが良くないと思われていましたが、じつはいちばん良くないのが、「変動幅が大きいこと」でした。食後にグーンと上がってグーッと下がる、その繰り返しこそ、血管の老化を進める元凶だったのです。

血管は全身をくまなく巡り、全身の細胞に酸素と栄養素を届けています。その血管が老化するということは、すべての老化現象を後押しすることになります。全身の病気だけではなく、シミ、シワ、白髪といった見た目の老化も含めてです。

ただ、血管の老化の始まりであり、最大の原因でもある血糖値スパイクを改善するために、医者にできることはアドバイス以外にありません。ご本人が自覚して気をつけるしかないのです。

なかでも大事なのは、食べ方を工夫することと、食後に体を動かすこと。

食後高血糖に気をつける生活を続ければ、内臓脂肪が減って、ポッコリお腹もスッキリします。健康診断の数値も良くなるでしょう。

血管の老化は目に見えませんが、ポッコリお腹や健診結果は目に見えるもの。変化がわかりやすい分、いいモチベーションになるのではないでしょうか。

2章からは、どういう生活習慣が「かくれ高血糖」を起こしやすいのか、逆にどういう生活習慣を身につければ予防できるのかをお伝えします。

2〜6章は、28ページの「セルフチェック」の項目に対応した内容になっています。

セルフチェックの❶〜❸に当てはまる人は2章と6章を、❹〜⓫に当てはまる人は3章、4章と6章を、⓬〜⓰に当てはまる人は5章を、とくに読んでください。

最初のテーマは運動です。食後、体を動かしていますか？

「いいえ」の人は早速、ページをめくって2章に進みましょう！

2章

自覚はなくても
こういう人はキケンです

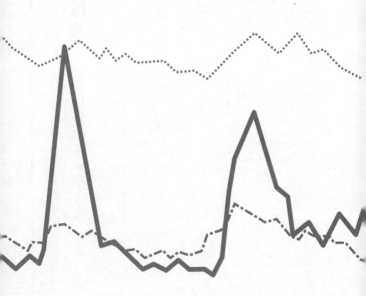

セルフチェック❶「食後は、ほとんど体を動かさないことが多い」に✓した

「食後はゆっくりしたい」という人

セルフチェック❶に当てはまった人は、「食後はゆっくりしたい派」でしょう。

日本人の圧倒的な最大派閥ではないでしょうか。

家だったら、テレビでも見ながらソファの背もたれに寄りかかってゆったりした時間を過ごすのは、至福のときかもしれません。あるいは、イスに座っているのも面倒になって、ゴロンと横になって、そのままうたた寝……とか。

昔から「食べてすぐ横になると牛になる」と言われたものです。こうした行儀の悪さを注意する言葉があること自体、「食後についつい横になっちゃう」人が多いことの表れかもしれません。

「食後に動くと消化に悪い」

そう子どもの頃に教わって、いまでもしっかり守っている人もいるかもしれ

ませんが、それはまだ生活習慣病が少なかった時代の話です。

体を動かすことで内臓の血流が落ちるので、消化機能も落ちます。それが消化の邪魔をするのはたしかです。だから、「食後は運動をしてはいけない」と、かつては言われていました。でも、それは過食がない時代の作法なのです。


糖質をとりすぎている人が多く、血糖値が上がりやすくなっている現代人は、「食後に動くと消化に悪い」ということを逆手にとって、**食後こそ、こまめに体を動かしたほうがいい。**

糖の吸収をちょっと邪魔するくらいがちょうどいいのです。

食後30分〜1時間くらいが、血糖値が上がるピークです。そのピークに合わせて体を動かし、糖の吸収を邪魔するというのが、食後高血糖対策の大事なポイントです。

会社勤めの人は、お昼にお弁当を持参していたり、近くのコンビニやお弁当屋さんに行って買ってきたりする場合、自分のデスクで食べて、ちょっとパソコンやスマホでネットサーフィンをして気分転換をし、そのまま仕事を再開するという感じではないでしょうか？

つまりは、座ったままです。

主婦の方も、リビングでテレビを見ながらごはんを食べて、ドラマの続きを見ていたらあっという間に1時間経って、動き出すのは食後1、2時間後だったりしませんか？

外食のときにも、さすがにお店でゴロンと横になることはなくても、食べ終わってすぐに出るというより、「ちょっとゆっくりしてから行きましょう」という話になりがちです。しかも、帰りの電車は座れるまでホームで見送って、仮眠をとるのがいつものパターンになっていませんか？

それが癖になっている人は、ちょっとキケンです。

自宅でも外でも、食後はこまごまと動くことが大事です。

おすすめの運動は6章で紹介します。

セルフチェック❶「食後は、ほとんど体を動かさないことが多い」

セルフチェック❷「座っている時間が、1日に8時間以上ある日が多い」に✓した

「毎週、ジムに行ってるから大丈夫」という人

「毎週、スポーツジムに行っているから大丈夫」

「ヨガやランニング、ゴルフをしているから心配ない」

「買い物ついでに歩いているから大丈夫」

「マンションでは3階まで階段で上っているから健康には自信あり」

という人も多いと思います。気持ちはわかりますが、ちょっと待ってください！　これらはすべて食前や食間の話ですよね。スポーツジムに行くのも、ヨガやランニング、ゴルフをするのも「食後」ではありませんよね。

もちろん、食事のあとにこうしたハードな運動はおすすめできません。心拍数を上げるようなハードな運動は、自律神経のうちの交感神経を活発にしすぎてしまうので、腸の動きが悪化してお腹が痛くなる原因になります。

腸は、リラックスして副交感神経が優位になっているときによく動くのです。

だから、**「食後に体を動かしてください」というのは、決してハードな運動ではなく、あくまでもちょこちょこと動くことで適度に交感神経の働きを高めて、腸からの糖の吸収をゆるやかにするというイメージです。**

「定期的に運動をしています！」「人よりも体を動かしている自信があります！」という人は、たしかに週に1、2回しっかり汗をかくような運動をしているかもしれません。でも、「しない日」はどうでしょうか。

ほとんど家と会社の往復のみだったり、仕事もデスクワークだったり、週末は日によっては、家からほとんど出ないこともあるのではないでしょうか。

食後はどうでしょう？　イスやソファ、あるいはベッドでリラックスしていませんか？

もちろん、ジムでのトレーニングやランニング、ヨガといった運動は、筋肉を増やしてくれたりストレス解消になったりという意味でいいことなので、ぜひ続けてください。でも、血糖値スパイクを抑えるには別の運動——食後にちょこちょこ体を動かす——が欠かせません。だから、定期的にスポーツを楽しんでいても、人よりも運動している自信があっても、食事のたびに血糖値が上がっている可能性は十分にあります。

そもそも汗をかくような運動は、「がんばった！」という達成感こそ大きいものの、週に1、2回程度であれば、1週間の運動量としてはそんなに大きくありません。週に1回しっかり汗をかく運動をしてはいるけれど、しない日には座っている時間が長かったり、移動は車か電車でほとんど歩かない生活をしているという人より、これといってスポーツやエクササイズはしていなくても日ごろからよく歩く人のほうが、じつは運動量としては多いでしょう。

さらに、「今日は運動したから！」と言い訳をして、がんばったご褒美《ほうび》に丼にビールとか、パスタにパンケーキなんて食事をしていたら……。ドーンと血糖値を上げるために体を動かしたようなもの。

血糖値スパイクを抑えるための運動は、毎食後に行ってこそ意味があるのです。**〝動き貯《だ》め〟はできません。**

セルフチェック❸「脚の筋力が弱く、片足で靴下をはくのがむずかしい」に✓した

「若い頃からさほど体重増えてないからOK」という人

食後高血糖を起こさないようにするには、筋肉の量も大事です。

・イスに浅めに腰かけ、腕を胸の前で組んだまま、片足で立ち上がることはできますか？
・片足立ちで30秒間、キープできますか？
・瓶《びん》やペットボトルのフタを開けられますか？

自信のない人は、手足の筋肉量が落ちています。

ちなみに、セルフチェック❸の「片足で靴下をはくのがむずかしい」は、あくまでも脚の筋力が衰えている人のことです。たまに、筋肉はムキムキなのに、

バランス感覚が悪くてよろよろしてしまう人がいますが、そういう人は別問題なので、大丈夫です。

筋肉量は、意識して鍛えなければ加齢とともに落ちていきます。でも、体重は気にしても、筋肉量は気にしていない人が多いのではないでしょうか。男女ともに、体重はいくつになっても気になるもの。体重さえ変わっていなければ、「まだ自分は大丈夫」「若い頃と変わらない」と安心してしまっている人が多いように感じます。

同年代の友人に、

「あなたはいいわねー、やせてて」

「○○さんはいつまでも変わりませんね」

なんて言われて、すっかり気を良くしている人もいるかもしれません。そう言い合って、お互いに安心し合っているのかも……というのは意地悪でしょうか。

ただ、若い頃と体重はそんなに変わっていなくても、中身のほうは様変わりしているかもしれません。筋肉が減って、それ以上に脂肪が増えていても、体重だけチェックしていたら、わからないからです。

筋肉がなくなると転倒しやすくなって骨折の原因にもなりますが、それだけではありません。心臓から出た血液が再び心臓に帰っていくのを手助けするポンプ役を担っているのも手足の筋肉なので、筋肉が減少すると血流が悪くなり、むくみの原因などになります。

さらに、血糖値が上がってインスリンが出たときに、インスリンがブドウ糖をまず運び込む場所も、全身の筋肉です。だから、筋肉が少ない人は、糖を運び込める場所が少なく、糖を処理できなくなってしまいます。インスリンは十分に出ているのに効かないというタイプです。

収納の少ない部屋のようなもので、物は多いのに片づける場所がないために、部屋中にあふれてしまうのです。

収納場所に困った糖はどうなるかというと、脂肪細胞に運び込まれます。筋肉に運び込まれた糖はエネルギー源として活用されますが、脂肪細胞に運び込まれた糖は中性脂肪に作り替えられてしまいます。

つまり、余った糖は脂肪になるということです。

そうやって、**筋肉が少なくなると、血液中にブドウ糖が余りやすくなり、インスリンを過剰に出すことによって脂肪細胞になんとか収納して、脂肪が増えてさらに太っていくという悪循環ができあがる**のです。

これは、若い人でも同じです。

「まだまだ若いし、血糖値なんでオジサンの問題でしょ?」なんて思っている人もいるかもしれませんが、20代のやせている女性のなかにも体脂肪率が高い人っていますよね。

「食べても太らない体質だから」なんて言いながら、食事代わりにスイーツを食べて、運動もしていないような女性は、要注意。

一見、モデル体型でも、じつは筋肉がほとんどなくて体脂肪率は高かったり

します。

最近ではこのような人を「サルコペニア」と、さらにぽっちゃりした状態を「サルコペニア肥満」と呼びます。

そういう〝かくれ肥満〟の人は、筋肉がなくて脂肪が多いという点においては、メタボのオジサンとまったく変わりません。同じように、血管の老化に向かって突き進んでいるのです。

❖増える「見た目は子ども、血管はオジサン」

じつは最近では、若者だけではなく、子どもの間でも糖尿病が増えています。

そのため、香川県では小学4年生を対象に小児の生活習慣病予防健診を毎年行っているそうです。生活習慣病といえば、昔は「成人病」と呼ばれていましたが、成人どころか、小学生からもう始まっているのです。

以前は、小児の糖尿病といえば、ほとんどが「1型糖尿病」でした。これは、すい臓のインスリンをつくる部分が壊れてしまい、インスリンがほとんど出なくなってしまう病気です。本人の生活習慣とはまったく無関係に、遺伝やウイルス感染などが原因で発症します。

この1型ではなく、「2型糖尿病」と呼ばれる、遺伝的に糖尿病になりやすい体質に生活習慣の悪さが重なって生じるタイプの糖尿病が、子どもたちの間でも増えているのです。

この本で、ただ「糖尿病」と書いているときには、2型糖尿病のほうを指しています。

香川県の小児生活習慣病予防健診では、「糖尿病を発症するリスクがある子（ヘモグロビンA1c 5・6％以上）」の割合は、男子で11・5％、女子で11・3％でした（令和元年度）。

小学4年生にして、すでに1割以上の子どもが、血管の老化が始まっていたのです。

そういう子たちは、自分では気づかないまま、誰よりも先に生活習慣病の最前線に立ってしまっています。どこかで気づいて道を変えなければ、血管の老化が早くなることは間違いありません。

子どもの糖尿病に関しては、本人の責任というより、家庭環境が大きいでしょう。1型糖尿病はまったく別ですが、親の生活習慣が子どもを「かくれ高血糖」にしてしまうことは避けなければいけません。

たまに言葉遣《づか》いや趣味嗜好がまるでオジサンのような子どもがいますが、オジサンと同じ血管になっちゃっている子どももいるのです。「見た目は子ども、頭脳は大人」といえば名探偵コナンですが、「見た目は子ども、中身はオジサン（オバサン）」というのが、かくれ高血糖の子どもです。

どんなに若くても、悪い生活習慣を続けていれば、血管の老化は始まってしまいます。

誰にとっても、かくれ高血糖は決して無関係ではないのです。

3章

おいしく食べて「かくれ高血糖」を防げるちょっとした工夫

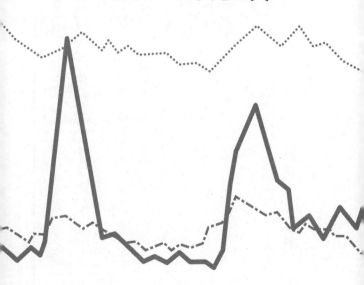

セルフチェック❹「朝食を食べない日が、週に3日以上ある」に✓した

「忙しくて朝は食べられない!」という人

20代から40代の男性の4人に1人は、朝食を食べていないそうです。できるだけ長く寝たいから、朝食はあきらめている。朝はそんなにお腹がすいていないから、昔から食べない。朝は食べないほうが、頭が冴える。

——いろいろな「朝、食べない」「食べられない」理由があるでしょう。でも、「朝食抜き」にはいくつかの危険があります。

ひとつは、**朝食を抜くと、昼食後の血糖値スパイクがより大きくなる**ということ。朝食をとらない分、お腹がすくので昼食の量が増えて血糖値が上がりやすいということもありますが、それだけではありません。

たとえ食べる量が同じでも、朝食を抜くと血糖値は上がりやすいのです。なぜでしょうか。

寝ている間、血糖値は下がっていますが、活動のためにはある程度、血糖値を上げなければいけません。

朝食をとらないと低血糖状態が長く続くので、「インスリン拮抗《きっこう》ホルモン」という血糖値を上げるホルモンがたくさん分泌されて、血糖値を下げないようにしています。その状態で食事をすると、いつもと同じ食事内容だったとしても、いつも以上に血糖値が上がりやすいのです。

また、**低血糖状態が続くと交感神経が緊張するので、イライラして甘いものを食べたくなってしまいます。**血糖値を上げるホルモンがたくさん出て、血糖値が上がりやすくなっているときに甘いものを食べたらどうなるか。言うまでもありませんね。

「朝食を抜くと脳出血が増える」という研究結果も出ています。

国内で行われた研究で、45〜74歳の男女8万人以上を対象に、約13年間追跡調査を行ったところ、「朝食を毎日とっている」と答えた人に比べて、「週5〜6日」の人は1・1倍、「週3〜4日」の人は1・22倍、「週0〜2日」の人は1・36倍、脳卒中のリスクが高くなっていました。

❖ときには〝立食スタイル〟で

朝食をとったほうが血管にいいとはいえ、糖質や脂肪のとりすぎは避けたいところ。

とくに私は、仕事（外来診療）中は座っている時間が大半なので、朝食は「無糖コーヒーと手作りの野菜ジュース」が基本です。

なおかつ、キッチンで野菜ジュースをつくって、**そのままキッチンカウンターで立って飲んでいます。**

単純に朝の時間短縮のためにはじめた習慣ですが、慌ただしい朝には食後に歩いたり、6章で紹介するような体操をしたりする時間を確保しにくいので、食後高血糖対策にはおすすめです。

じつは池谷家では、朝だけではなく夕食も、**軽くすませたいときには立食スタイルにしています。**キッチンカウンターにつまみを並べて軽くお酒を飲みながらの夕食です。「行儀が悪い」と思われるかもしれませんが、血管にはやさしいスタイルです。

それに、いつもと違う食べ方のせいか、よりおいしく感じることも。

池谷式立食、ぜひ試してみてください。

セルフチェック❺「炭水化物（ごはん、パン、めん類）が好き」に✓した

「ラーメン、パスタ、パンに目がない」という人

お米、めん類、パンが大好物など、炭水化物が大好きな人は多いと思います。

でも、炭水化物こそ、血糖値を上げる張本人です。より正確に言えば、「ごはん、めん類、パン、いも類、甘い果物、スイーツ」が糖質で、食べたらすべて体内でブドウ糖に分解され、血糖値を上げます。つまり、糖質を多く含んだものをたくさん食べれば食べるほど、食後の血糖値スパイクは激しくなるのです。

ところが、自称スポーツマンに多いのですが、そば屋さんに入って天丼とおそばのセットとか食べていませんか？　あるいはラーメンに半チャーハンとか。女性だったら、パスタとパンでしょうか。どれも「炭水化物＋炭水化物」です。重ねて食べれば高血糖を引き起こすので、決してダブルはいけません。

学生時代に体育会系だった人は、部活で疲れて帰ってきて、夕食は丼に山盛

りのごはんをおかわりするのが当たり前、外食で丼ものを頼むときには「大盛りで！」が当たり前だったのではないでしょうか？

たしかに当時はそれだけ運動量が多く、炭水化物中心の「ガッツリ飯」でも支障はなかったのかもしれませんが、**元体育会系の人は「運動量はすっかり減っているのに食べ方だけ当時のまま」ということが、よくあります。**

そんなにお腹がすいていなくても、食べはじめるとまるで「オレは運動部の人間。ヤワな人とは違う」とばかり、ごはんをおかわりしてしまう、ちょっとお腹がすくと手軽に満腹感が得られる炭水化物にすぐ手が伸びる、など。「スポーツしていたんで」と言い訳をしながら、中高年になってもガッツリ飯を続けている人、いませんか？「かつて体育会系、いまや行動は文化系で食べ方だけは体育会系」という方、かなりキケンです。

❖「ロール」より「フランス」

ここまで炭水化物好きの人には耳の痛いことばかり書きましたが、「炭水化物は食べないほうがいい」と言いたいわけではありません。

最近では「糖質制限」という言葉が一般的になり、炭水化物（糖質）を一切食べない食事を徹底している人もいますが、**ブドウ糖は私たちの体にとって必要なエネルギー源です。控えすぎるのもよくありません。**

私自身は「ゆるゆる糖質制限」を実践して、患者さんにもすすめています。

具体的には、**「いつもの半分の量に減らす」**、**「3食のうち1食は炭水化物を抜く」**といった程度です。このぐらいなら、無理なく続くのではないでしょうか。

量を減らすだけではなく、炭水化物の種類を選ぶこともひとつの方法です。

白米よりも玄米や胚芽米のほうが、食物繊維《せんい》が多く、糖質の量は少ない。白米派の人は、食物繊維が豊富な、もち麦をプラスするといいでしょう。

パンも、精製された小麦粉で作られた白パンよりも、ライ麦パン、全粒粉のパンのほうがおすすめです。

ポイントは、**なるべく精製度の低い穀物を選ぶこと。**

また、食べすぎ防止という点では、やわらかいパンよりも、フランスパンのような噛みごたえのある硬いパンのほうがおすすめです。同じ精製された小麦粉でつくられたパンでも、ロールパンや食パンのようにやわらかいパンは、食べやすいので、満腹中枢が刺激される前に食べ終わってしまい、つい食べすぎてしまいやすいのです。

もうひとつ、炭水化物の食べ方で、血糖値を上げにくい裏技があります。

それは、**冷まして食べる**こと。

糖質のひとつである「デンプン」は、一度熱を加えられたあとで冷やされると、その一部が「**レジスタントスターチ**」に変わります。「レジスタント」は「消化されない」という意味で、「スターチ」はデンプンのこと。名前のとおり、小腸で消化されず大腸まで届き、食物繊維と同じような働きをしてくれます。

つまり、糖の吸収をゆるやかにしてくれるのです。

デンプンが多く含まれるのが、米や小麦、いも類など。これらを食べるときには、じつは温かい料理よりも、冷たい料理のほうが血糖値を上げにくいのです。たとえば、**かけうどんよりざるうどん、炊き立てのごはんより冷えたおにぎりのほうが、血糖値のことを考えると優秀**です。

温度は、冷蔵庫と同じ程度の4～5℃くらいに冷やすとレジスタントスターチがもっとも増えると言われていますが、一度冷ましたものを常温程度に戻してもレジスタントスターチはあまり減らないようです。

ごはんは、早めによそって、冷ましてから食べるといいでしょう。

❖丼ものを選ぶなら？

丼ものは、「ザ・炭水化物メニュー」ですが、食べたくなるときもありますよね。選び方次第で糖質を減らすことができます。

丼ものの定番と言えば、牛丼、天丼、カツ丼、親子丼など。

このなかで血糖値をより上げやすいものはどれだと思いますか？

ごはんの量が同じであれば、たっぷり衣がついて、つゆも甘い**天丼**がいちばんキケンです。**牛丼**も甘辛い煮汁に砂糖やみりんがたっぷり入っているので、糖質量は高くなります。「つゆだく」なんてもってのほか。**親子丼**は、煮汁はみりんと砂糖の入った甘い味付けですが、鶏肉や卵は低糖質なので、丼もののなかでは比較的いいほうでしょう。

もう一つの**カツ丼**ですが、ソースカツ丼であれば、糖質量は親子丼と同程度です。ソースにも糖質が含まれますが、天丼のつゆや牛丼の煮汁に比べれば少ないほう。ただし、衣は糖質なので、衣が分厚いとその分糖質が増えます。

カツ丼にしても普通のトンカツにしても、衣が分厚ければ、衣は少し残してはどうでしょう。糖質は減っても見た目は変わらずちょうどいいと思います。

ところで、ソースカツ丼ではなく、甘辛い煮汁で煮て卵でとじたカツ丼の場合、牛丼並みか、それ以上に糖質量は多くなります。

ごはんが血糖値を上げることはよく知られていますが、**見落としがちなのが、衣やたれ**（煮汁、つゆ）。分厚い衣や甘いたれにはご注意ください。ちなみに、ソースカツ丼、親子丼も丼である以上、糖質が多いことは間違いないので、食後の体操はお忘れなく。

セルフチェック❻「食事は、ごはん、パン、めん類から〜」に✓した

「お腹がすいてると主食から食べちゃう」という人

「何を食べるか」だけではなく、「何から食べるか」も大切です。

「野菜から食べましょう」という話はよく耳にすると思います。「ベジファースト」なんて言われることもあります。

「ベジファーストはダイエットにいい」と覚えている人もいるかもしれません。

改めて、野菜から食べるべき理由を説明すると、**野菜に含まれている食物繊維が、糖質が体内で分解・吸収されるスピードをゆるやかにして、血糖値の急上昇を防いでくれる**からです。

ちなみに、食物繊維には、水に溶ける「水溶性食物繊維」と、水に溶けない「不溶性食物繊維」の2種類があります。このうち、前述の血糖値スパイクを防いでくれるのは水溶性食物繊維のほうです。

一方、不溶性食物繊維は、水分を吸収してふくらんで便のかさを増し、排便を促してくれる効果があります。

ただし、水分不足で便が硬くなったり、便秘が続いたりしているときには、不溶性食物繊維をとりすぎると、さらにつまってしまうことも。そういうときには、水溶性食物繊維のほうを意識的に多くとってください。

もうひとつ、食物繊維のいいところが、よくかむ必要があるということ。食物繊維が多く含まれているものを食べると、かむ回数が増えるので、満腹中枢が刺激され、食べすぎの防止にもつながります。やわらかいパンはつい食べすぎる、というのと逆ですね。

さて血糖値の話に戻ると、食後高血糖を防いでくれるのは水溶性食物繊維です。

食物繊維が多い食材といえば、**野菜**や**きのこ**、**海藻**など。こうした食材はどれも、水溶性食物繊維も不溶性食物繊維も、両方バランスよく入っています。

なかでも、より水溶性食物繊維の量が多いのが、**ごぼう**、**オクラ**、**なめこ**、**わかめ**、**昆布**、**ひじき**、**納豆**、**アボカド**、**イチジク**など。

そのほか、**まいたけ**は特に水溶性食物繊維の割合が多いわけではありませんが、まいたけに含まれる「X－フラクション」という成分が血糖値の上昇を防ぐ働きがあり、おすすめです。

食事のスタートは、こうした食材が入ったサラダやスープからいただくと、血糖値の急上昇を抑えることができます。たとえば、**アボカド**は、ただスプーンですくって醤油をたらしたり、軽くフォークでつぶしてポン酢を加えて混ぜたりするだけでもおいしいですよね。水溶性食物繊維が豊富で、料理も簡単なので、ベジファーストを実践するのに良いパートナーです。

間違っても、血糖値を上げる張本人であるごはん、パンなどの炭水化物から食べないようにしましょう。

❖ さらに手軽！「ソイファースト」

ところで、毎回の食事に、水溶性食物繊維の多い野菜や海藻がたっぷり入ったメニューがあれば理想的ですが、いつもそうはいきませんよね。

ベジファーストに代わる、より手軽な方法が「ソイファースト」です。私も最近実践しています。つまり、大豆から食べるという方法。

いちばん簡単なのは、**食事の前に豆乳を飲む**ことです。

大豆も、食物繊維が多い食材なので、最初に大豆を食べるだけでも食後の血糖値の上昇はゆるやかになります。しかも、腹持ちも良いので、食べすぎ防止にもおすすめです。

その大豆をいちばん手軽にとれるのが、豆乳ではないでしょうか。ただ、豆乳になると、調理の過程で食物繊維の量はかなり減ってしまいます。でも、食物繊維とは違う理由で、血糖値の急上昇を防いでくれるのです。

大豆独特のえぐみの主成分である「大豆サポニン」には、糖が小腸で吸収されるのを抑える働きがあるのです。

食事の前に豆乳を軽く1杯飲むというソイファースト。これなら、簡単ですよね。オフィスでの昼食時にも取り入れやすいと思います。外食をするときには、先に豆乳を飲んでおくのもいい方法です。

ただし、甘く味付けされた豆乳には当然、糖質が多く含まれるので、逆効果。普通の豆乳（できれば無調整豆乳）を選んでください。

また、大豆製品と言えば**納豆**もそうです。納豆は、水煮大豆や蒸し大豆よりも食物繊維の量が多い。**食事の最初に納豆を食べる**という作戦も、手軽でおすすめです。

❖ おすすめ「フィッシュセカンド」

食事のスタートは野菜や大豆からと紹介しましたが、では、2番目はどうでしょう？

私のおすすめは、「フィッシュセカンド」です。

なぜ魚がいいのかといえば、魚の脂《あぶら》に秘密があります。

魚の脂には「ＥＰＡ（エイコサペンタエン酸）」や「ＤＨＡ（ドコサヘキサエン酸）」が多く含まれていることはよく知られていますが、このＥＰＡとＤＨＡは、腸から「インクレチン」というホルモンが分泌されるのをサポートしてくれるのです。

インクレチンは、インクレチン製剤という糖尿病の薬が開発されているほど、血糖値をコントロールするうえで大事なもので、インスリンの分泌を増やす働きがあります。

まとめると、**魚の脂に含まれているEPAやDHAがインクレチンの分泌を増やし、インスリンが出やすい状態をつくってくれる**ということです。**血糖値を下げるインスリンが出やすくなっているので、魚を食べたあとに炭水化物を食べても血糖値が上がりにくいのです。**

ベジファーストまたはソイファーストと、フィッシュセカンド。

何もがまんすることなく簡単にできる食習慣なので、ぜひ、今日の食事から意識しましょう！

セルフチェック❼「1日のカロリーの6割以上を『1回の食事』で」に✓した

「朝・昼は軽め、夜ガッツリ」という人

朝は忙しいし、昼休みも時間が限られている。そうすると朝食、昼食はどうしても少なくなりがちで、夕食の量が多くなってしまう人は多いでしょう。

「食事は1日あるいは1週間のバランスで考えればいい。食べすぎた翌日は量を少なく。平日の夜の飲み会で食べすぎたら週末に調整すればいい」

そんな話もあるので、朝食と昼食が少なかったら、夕食くらい多めに食べてもいいと思うかもしれませんが、血糖値のことを考えると確実にNGです。

たとえば、こういう食べ方をしていませんか？

朝食、昼食は時間がないのでパッと少なめにすませて、夕方まで働いたら、さすがにお腹がすいて、帰りに会社の近くのラーメン店に立ち寄り、ビールにラーメン、半チャーハン。すっかり満腹になったらちょっと眠くなって、帰り

の電車は座れる各駅に乗って最寄り駅まで30分ほど眠る。

あるいは、主婦の方の場合、朝は家族の支度で忙しくて自分の朝食はあとまわし。昼は昼で「一人だから適当でいいや」とお茶漬けだけですませ、家族と一緒の夕食でガッツリ食べる、とか。

そういうふうに3食のうち1食にカロリーが偏れば、その1食は、おのずと炭水化物もかなり多めになります。「ビール、ラーメンと半チャーハン」は、その典型ですよね。それだけの炭水化物をとれば、当然、食べたあとには血糖値がドーンと上がりやすくなります。

しかも、お腹が空くと、食べるスピードがいつもよりも速くなりがち。そうするとインスリンの分泌量が追いつかず、血糖値が上がりやすいのです。

「朝・昼は少なめで夜はしっかり」という人は、たとえ1日分のカロリーや糖質量はそんなに多くなくても、1食がドカ食い、早食いにつながるので、血糖値スパイクを起こしやすいことは間違いありません。なおかつ、満腹になって電車やソファで寝てしまう……というのは最悪のパターンです。

セルフチェック❽「食後に甘いものが食べたくなる」に✓した

「デザートは欠かせない」という人

食後、なんとなく口寂しくて甘いものに手が伸びる。甘いものは別腹で、つい最後に食べてしまう――。

食後のデザートが習慣になっている人は少なくないと思いますが、この習慣は「かくれ高血糖」を助長してしまいます。

ごはん、めん類、パン、フルーツ、スイーツは、食べてしまえばすべて同じように糖になります。

しかも、ごはんやめん類、パンは「多糖類」といってブドウ糖や果糖などの単糖が多数結合したものなのに対して、砂糖は単糖類が2個結合した「二糖類」です。糖のつながりが少ないほど吸収は速いので、砂糖の多いスイーツは、ごはんやめん類、パンなどの炭水化物以上に要注意なのです。

また、米はたしかに糖質が多いですが、一方で食物繊維やアミノ酸といった体にいい成分も入っています。ところがスイーツはというと、「こころの栄養」と言われることはあっても、体にいい成分はあまり期待できません。とはいえ、ときには「こころの栄養」もほしいですよね。

だから、かくれ高血糖が気になる患者さんには、

「食後に甘いものを食べたいときには、その分、食事を減らしてくださいね」

とアドバイスしています。

どら焼きや大福1個に含まれる糖質は35グラムほど。ごはん3分の2杯分くらいにあたります。ダブル糖質になると確実に食後高血糖を招くので、「食後にどら焼きを食べる」と決めている日は、その分ごはんを減らしましょう。

ちなみに、こしあんと粒あん、どちらが好きですか？

こしあん派には残念ですが、おすすめは粒あんです。

粒あんには小豆の皮が残っている分、こしあんよりも食物繊維が多いのです。**迷ったときには、粒あんを選んでください。**

クッキーだったら、種類にもよりますが、3枚で20グラム前後の糖質量なので、ごはんに換算すると茶碗に半分くらいです。

甘いものは炭水化物以上に食後高血糖を招きやすいとはいえ、すべて断つのも味気ないもの。「今日は食べたい」という日は、ごはんの量を調整しましょう。

ただし、甘いものを食べたいからといって、毎回ごはんと置き換えるのはNGです。ごはんには体によい成分も含まれているので、あくまでもときどきです。週に2、3回を目安にしましょう。

なかには、「糖質を減らしています」と言いながら、ごはんの量だけ少なくして、お饅頭を2つも3つも食べていたり、毎回甘い洋菓子を食べたりしている人も。そういう人は、血液検査を行うと、やっぱりヘモグロビンA1cの値に表れます。「ごはんを減らしているんですが」と言われて変だなと思い、話を聞くと、ごはんは減らしても甘いものをたくさん食べていた——ということはよくあるのです。

あるいは、**フルーツをカウントに入れていないというのも〝あるある〟です。**かんで甘く感じるものは、すべて糖と考えるようにしてください。「果物でも血糖値は上がるんですか?!」と言われることはありますが、甘いフルーツが血糖値を上げないわけがありません。

ただ、色とりどりのフルーツにはポリフェノールやビタミンといった体にいい成分が含まれていることも事実です。

たとえば、みかんはビタミンCが豊富で抗酸化作用があるほか、βークリプトキサンチンという成分が内臓脂肪を減らす効果もあると言われています。だからといって甘いみかんを食べすぎれば、やっぱり糖質が増えて血糖値は上がります。

同じようにハチミツも体にいいとは言われますが、あれだけ甘いのですから、もちろん糖質です。

フルーツやハチミツの甘みは、じつは主に果糖によるもの。果糖はブドウ糖とは異なるので、たしかに血糖値の上昇にはつながりません。

しかし果糖は、脂肪として体にたまりやすいという特徴がありますし、フルーツやハチミツにもブドウ糖が含まれているので、食べすぎれば血糖値は高くなります。

ココアにしても、食物繊維やポリフェノールが豊富で体にいいイメージがありますが、砂糖の入った甘いココアを飲めば……。言うまでもありませんよね。

自分にとって都合のいいことだけを取り入れていませんか？

テレビの健康番組で聞いた「ハチミツがいい」「ココアがいい」など、うれしいフレーズだけを覚えて、全体を聞いていない人もいます。健康番組でも「糖が入っているので食べすぎたらダメですよ」などと必ず付け加えているはずなのですが。

自分に都合のいいフレーズだけを覚えて食べすぎてしまえば、逆効果です。

セルフチェック⑨「食後、眠くなることがたびたびある」に✓した

「食べたあと眠くなるのは仕方ない」という人

食べれば眠くなるのは自然の摂理と、思っていませんか？

なかには、眠くなるのが嫌だから昼食は少なめにするという人もいます。

以前は、食事をすると消化のために血液が消化管に集まって脳の血液が手薄になるため眠くなると言われていました。そう信じていた人もいるかもしれませんが、この話に医学的な根拠はありません。

ただ、昼食後の時間帯は、たしかに眠くなりやすいタイミングではあります。体内リズムの関係で、普通に朝起きて生活をしている人は、午後2～3時ころに一時的に眠くなるようにできているのです。

だから、腸に血液が集まるからという理由ではありませんが、昼食後はちょうど眠くなりやすい時間帯にあたります。

こう書くと、「じゃぁ、お昼を食べて眠くなるのは、ごく自然なことなんだな」と安心するかもしれません。でも、眠くなる理由がもうひとつあります。**急激に血糖値が上がって大量にインスリンが出ると、眠気につながることもあるのです。**つまり、食後、眠気に襲われる人は、もしかしたら体内リズムだけが理由ではなく、急激に血糖値が上がっているのかもしれません。

昼食後に眠くなったときにいちばんいいのは、15分だけ仮眠をとること。お昼すぎはもともと眠くなりやすいので、眠気を引きずったまま午後の仕事や生活に突入するよりも、ちょっと仮眠をとってスッキリしたほうが特に仕事の効率は上がるでしょう。

ただ、中途半端に寝すぎるとかえって眠りが深くなって、スッキリ起きられなくなるので、15分くらいがちょうどいいと言われています。

ただし、食後高血糖が気になる人には、むしろ体を動かして目を覚ます方法をおすすめします。昼休みを利用して外に出て少し歩いてみる、体操してみるなど、体を動かして糖を消費しながら眠気を覚ましてはいかがでしょうか？

セルフチェック⑩「ストレスを感じたり、ひと仕事終えたとき甘いものが食べたくなる」
⑪「間食にはチョコレートや甘いものを食べることが多い」に✓した

「イライラしたら甘いものを補給！」という人

イライラしたときに甘いものを食べると、ほっとしませんか？

あるいは、イライラすると甘いものを無性に食べたくなりませんか？

「はい」と答える人は多いと思いますが、「イライラすると甘いものを食べたくなる」のは、脳の研究からも明らかになっているそうです。

「だから甘いものを食べちゃうのは仕方ない」。そんなふうに自分で言い訳をしながら、しょっちゅう甘いものに手を伸ばす人がいますが、甘いものを食べることでストレスを緩和できるかは定かではありません。

むしろ、**イライラしたときに甘いものを食べると、後にさらなるイライラをつくります。**

というのは、イライラは、自律神経のうちの交感神経が高まって闘争ホルモンのアドレナリンが出ている状態です。そういうときには血糖値も上がっているので、そこに甘いものを放り込むのは、火に油を注ぐようなもの。血糖値スパイクをつくりだす最悪の行為なのです。

しかも、血糖の変動は心を落ち着かなくさせます。イライラしているところに甘いものを食べて血糖値をさらに上げると、インスリンが大量に分泌されて、しばらくすると急激な血糖値の低下が起こる。その落差が、メンタルを不安定にして、さらなるイライラにつながるのです。

お腹が空くとイライラしたり機嫌が悪くなったりするというのは、誰もが思い当たることでしょう。これは正確に言えば、「お腹が空くから」ではなく、「血糖値が急激に下がったから」なのです。

また、血糖値の落差は、イライラだけではなく、空腹感も生みます。

食欲を生み出すのは血糖値だけではありませんが、血糖値という観点では、落差が空腹感を生み出すことがわかっています。

一般の人は、血糖値が100または80mg/dℓくらいに下がってきたときにお腹が空くのですが、かくれ高血糖の人は上が高いので、正常値の上限と言われる140mg/dℓよりも高い200mg/dℓでも、お腹が空いて甘いものを欲してしまうのです。**空腹ではないのに、落差によって空腹と勘違いしてしまう。**おそろしいですね。

そのため、かくれ高血糖の人は、血糖値が常に高い糖尿病の人よりも、食べすぎてしまう傾向があります。

だから、イライラしたときに甘いものを食べるのは良い方法ではありません。**むしろイライラしているときほど甘いものには手を出さないほうがいい。**

イラッとしたら、昔の青春ドラマのようにワーッと叫びながら砂浜を走るのがいちばんです。というのは半分冗談ですが、**体を動かしてストレスを発散するのがベストな対処法だと思います。**

❖コーヒーの「クロロゲン酸」効果

甘いものといえば、お菓子だけではありません。忘れられがちなのが、飲み物です。

「間食はしません」と言いつつ、甘いものをたっぷり飲んでいませんか？

イライラしたら砂糖多めのコーヒーを飲むとか、疲れたときには清涼飲料水をがぶ飲みするという人も、「イライラすると甘いもの」とまったく同じです。

たとえば、甘い炭酸飲料やスポーツドリンクの成分表を見てください。だいたい容量の10％強の糖質が入っています。５００㎖のペットボトル１本を飲み干しただけで、角砂糖にして10個ほど（！）、50ｇもの糖質をとったことになります。

しかも、甘い飲料によく使われているのが、「異性化液糖（果糖ブドウ糖液糖、ブドウ糖液糖果糖、高果糖液糖）」。これは液状の糖で、砂糖以上に吸収が早く、血糖値が急激に上がりやすいことを覚えておいてください。

スーパーやコンビニで飲料を買うときには、必ず裏側の原材料名を確認してほしいのですが、かなりの割合で使われています。

アメリカでは、清涼飲料水を飲む本数が多いと犯罪者になりやすい、甘い炭酸飲料を飲む本数が多い子どもほど暴力的になるといった研究結果まで報告されています。血糖の大幅な変動がメンタルを不安定にして平常心を奪い、感情のままに動きやすくするのでしょう。

「果汁100％の果物ジュースならヘルシーに違いない」と思うかもしれませんが、ここにも落とし穴があります。

果汁100％で、原材料名を見ても砂糖も異性化液糖も使われていないとしても、そもそも甘い果物は糖質でしたよね。その果物を使ったジュースなので、当然、糖質量は多いのです。

リンゴジュースもオレンジジュースもグレープフルーツジュースも、ヘルシーなイメージはありますが、コップ1杯（200㎖）に20g前後の糖質が入っています。しかも**ジュースにすることで食物繊維がほとんど失われてしまうの**

で、**果物をそのまま食べるよりも、血糖値を上げやすいのです。**

ヘルシーなジュースを飲みたいなら、果汁の入っていない野菜ジュースを選びましょう。たとえばトマトジュースは、トマトに含まれているリコピンが血糖値を下げる働きがあると言われています。

また、身近な飲み物でおすすめなのが、コーヒーです。

コーヒーに含まれている「クロロゲン酸」には、血糖値の上昇を抑えたり、脂肪の燃焼を促したりという、うれしい作用があるのです。

ミルクや砂糖を加えず、ブラックで飲めば、食後高血糖予防になります（ただし、飲みすぎには注意してください）。

❖麻薬より強い！ 糖の依存性

よく「甘いものは別腹」と言われますが、甘いお菓子、甘い飲み物ならいくらでも入ってしまう人はいませんか？

糖には依存性もあります。依存度は麻薬よりも強いという研究結果さえあります。

糖は脳の報酬系をダイレクトに刺激するため、甘いものを食べると幸せな気分になるのですが、その反動で「もっと」と欲してしまい、止まらなくなるのです。

食後や間食に甘いものを食べるのが習慣になって、食べないと気がすまない、食べずにはいられない状態になっていませんか？　そういう人はすでに糖依存ができつつあるのかもしれません。

血糖の変動があまりない人、糖依存のない人は、イライラしてもそんなに糖分を欲しません。

イライラすると甘いものがほしくなる、何かと理屈をつけてお菓子を食べてしまう、ちょっと口寂しくなると甘いものに手が伸びる人は、口にする量にかかわらず、「かくれ高血糖」が潜んでいると考えたほうがいいでしょう。

セルフチェック⓫「間食はチョコレートや甘いものが多い」に✓した

「チョコは体にいいから常備している」という人

ちょっと小腹がすいたとき、ちょっと疲れを感じたときにちょうどいいのが**チョコレート**ではないでしょうか？

一口サイズずつ個別包装されているものもたくさんあるので、自宅の冷蔵庫だけではなく、職場のデスクの引き出しにも忍ばせて、仕事中に食べている人もかなり多いでしょう。

また、チョコレート常備派が喜ぶような、「チョコレートが脳卒中のリスクを減らす」「血圧が高い人ほど、チョコレートを食べると血圧が下がる」といった健康効果を耳にしたことがあるかもしれません。一昔前には甘いお菓子の代表格だったチョコレートを、罪悪感なしに食べられるのであれば、うれしいことですよね。

チョコレートは本当に体にいいのでしょうか？

いくつかの条件つきですが、私も優秀な食材だと思っています。

まず、あまりイメージはないかもしれませんが、チョコレートには食物繊維が豊富に含まれています。また、チョコレートの健康効果といえば何より特徴的なのが、**カカオポリフェノール**の存在です。

チョコレートの原材料のカカオ豆にはカカオポリフェノールという抗酸化物質が含まれていて、血液中の悪玉コレステロール（ＬＤＬコレステロール）や血管内皮細胞の酸化を防ぐ、血管を広げて血圧を下げる、さらには動脈硬化の進行を抑える、がんを予防するといった働きまで報告されています。

こう書くと、「チョコレートを食べないほうがもったいない！」と思うかもしれません。でも、ちょっと待ってください。「条件つきで」と書いたように、**チョコレートは選び方が肝心です。**

ひとつは、高カカオのものを選ぶこと。前述したような健康効果が確認されているのは、ダークチョコレートのみです。

ダークチョコレートとは、カカオマスが40％以上のチョコレートのこと。よくパッケージに「カカオ○％」と表示されていますよね。これは、成分に占めるカカオ分の割合を示しています。カカオ分に含まれるのは、カカオマス、ココアバター、ココアパウダーなど。**高カカオのチョコレートのなかでも、食物繊維やポリフェノールが豊富なカカオマスが多く含まれているものを選びましょう。**

また、糖質とカカオポリフェノールの量も、大切なポイントです。当然、糖質は少なく、カカオポリフェノールが多いものがおすすめ。ダークチョコレートであれば糖質は少ないだろうと思うかもしれませんが、商品によっては、食べやすくするために砂糖が多めに加えられていることもあります。

「砂糖不使用」「糖類不使用」と書かれていても、糖質がゼロとは限りません。糖質のなかでも単糖類（ブドウ糖、果糖など）と二糖類（砂糖、乳糖など）のことを糖類と呼ぶので、それ以外の糖質が含まれている可能性はあります。パッケージの表側だけではなく、裏側の成分表を見てチェックしてください。

❖「スパイク」が起こる量は？

チョコレートの選び方を紹介しましたが、もうひとつ大事なことがあります。それはいくら健康にいいといっても、**食べすぎてはいけないということ。**

高カカオのチョコレートでも十分に甘くておいしいのですから、もちろん糖質はゼロではありません。それなりの量を食べると、やっぱり血糖値は上がります。

チョコレートがいいと言われるのはカカオポリフェノールが理由。含まれる砂糖の量によってはカカオポリフェノールの良さが帳消しされてしまいます。

どのくらいの量で血糖値スパイクが起こるかは、本当に人によってさまざまなので一概には言えませんが、私自身は「**チョコレートは、ひとかけら程度にしましょう**」と、患者さんにはいつも伝えています。

同じものを食べても太る人もいれば太らない人もいるように、**同じものを食**

べても血糖値が急上昇する人もいれば、ゆるやかにしか上がらない人もいます。

悪い生活習慣によって糖代謝が悪くなっていると血糖値が上がりやすくなるのですが、それだけではなく、そもそも持って生まれた体質でかなり違います。

間食をするとしたら、どのくらいの量なら血糖値スパイクが起こらないのか、気になるところですよね。その日の体調やストレスの状態などにも左右されますが、気になる方は食べたあとに血糖値を測ってみるといいでしょう。

何度か測定をしているうちに、自分の場合、何をどのくらい食べたら血糖値に反映されるのかがわかってくると思います。

「血糖値を測定するのは大変」という人は、参考になるのが、「グリセミック・インデックス」、通称「GI値」です。

これは、食後血糖値の上昇度合いを表す指標のこと。ブドウ糖50グラムを摂取したときの血糖値の上がり具合を「100」として、その食品を糖質50グラム分摂取したときの血糖値の上がり具合を相対的に示しています。

簡単にいえば、ＧＩ値が１００に近い食品ほど、血糖値が上がりやすく、ＧＩ値が低い食品ほど血糖値をあまり上げないということです。

ＧＩ値は、その食品を糖質50グラム分食べた場合の相対値なので、「1食分」「1個分」ではありません。あくまでも「血糖値が上がりやすいのか」という目安にしていただければと思います。

血糖値の上がりやすさを示すＧＩ値と、含まれる糖質量の両方を考えると、「これは血糖値を上げそう」「これはセーフかな」と、だいたいの目安がわかります。

❖おすすめ！「蒸し大豆&ヨーグルト」

空腹のときほど糖の吸収は速くなるので、お腹が空いたときの間食は「低ＧＩ値」で「低糖質」なものを選びましょう。

私のいちおしは、**蒸し大豆**です。68ページで、食事の最初または食前に大豆を食べる「ソイファースト」を紹介しましたが、大豆は体にいい栄養素が豊富なので、いちばんの理想は丸ごと食べることです。ゆで大豆でも丸ごと食べられますが、ゆでると大事な食物繊維やイソフラボン、タンパク質などが流れ出てしまうので、栄養素をそのまま閉じ込める蒸し大豆がいちばんです。

それに、蒸し大豆のほうが断然おいしい。うまみ成分も蒸し大豆のほうが多いので、ほどよく甘くておいしいのです。じつは私は、納豆は大好きでしたが、大豆そのものはそんなに食べていませんでした。でも、蒸し大豆に出合って、見直しました。

マイブームは、**レンジで少し温めた蒸し大豆に、無糖ヨーグルトをかけたもの。**

ヨーグルト好きは多いですよね。でも、ヨーグルトだけだとあっという間に食べ終わって「もうちょっと何か食べたいな」と思ってしまいませんか？あるいは、無糖ヨーグルトだと少し酸味が強いので、加糖タイプを選んでしまったり、ハチミツやブルーベリージャムなどをかけてしまったりしませんか？ ハチミツもブルーベリージャムも体にいいイメージがあるかもしれませんが、甘みが強いということは血糖値を上げます。

ブルーベリーに豊富に含まれるポリフェノールが血糖値の上昇を抑えてくれるという話もありますが、それは生のブルーベリーの話。ジャムにしてしまえ**ば、ポリフェノールの抑制効果よりも糖分が血糖値を上げる働きのほうが上回ってしまうでしょう。**

その点、温めた蒸し大豆と一緒に食べれば、ほのかな甘みがありながら、血糖値は上がらず、かむことで満足感もあっておすすめです。

そのうえ、**大豆とヨーグルトはどちらも良質なタンパク質。なおかつ、ヨーグルトには乳酸菌やビフィズス菌といった善玉菌が豊富で、大豆には、その善玉菌のエサとなる食物繊維や大豆オリゴ糖などが豊富なので、腸にもやさしい組み合わせです。血糖値を上げないだけではなく、栄養面でもかなり自信をもっておすすめできます。**

蒸し大豆は、手作りもできますが、最近ではパックに入ったものがスーパーでも売られています。１００グラムで１５０円前後と、価格もお手頃です。

私は、間食で甘いものが食べたくなったら、パック入りの蒸し大豆を半分ほど耐熱皿に取り分けて、レンジで20秒あたため、無糖ヨーグルトに混ぜて、食べています。

それだけでも十分に甘みがありますが、もう少し甘みを足したい人は、蒸し大豆にうすい甘みのついた蒸し小豆を混ぜると、甘みが増しますよ。大豆よりも糖質は増えますが、食物繊維も豊富なので、ふつうのお菓子よりは血糖値は上がりません。

パック入りの蒸し大豆、蒸し小豆であれば、鞄に入れて持ち歩けるので、会社勤めの人にもおすすめです。たとえば、残業で夕食が遅くなりそうなときに、この「蒸し大豆&ヨーグルト」を食べておけば、腹持ちもいいのでお腹もすかず、夕食の主食の量を減らすことができます。

蒸し大豆は、昼食時にインスタントスープに加えても、ほくほくしておいしいです。蒸し大豆を持ち歩いて、食事の最初や間食代わりに豆を食べる〝マメラー生活〟をはじめましょう!

■食材別GI値リスト■

GI値とは、血糖値の上がりやすさを示す指標です。値が大きいほど血糖値が上がりやすいということです。糖質を多く含む食材を中心に紹介します。

【ごはん】
精白米　84
もち米　80
赤飯　77
胚芽精米　70
玄米　56
五穀米　55

【パン】
あんぱん　95
フランスパン　93
食パン　91
バターロール　83
ナン　82
ベーグル　75
ライ麦パン　58
全粒粉パン　50

【めん類】
ビーフン　88
うどん　85
そうめん　68
そば　54
スパゲティ　65
中華めん（生）　61
春雨　32

【いも】
じゃがいも　90
さといも　64
さつまいも　55

【果物】
パイナップル　65
すいか　60
バナナ　55
巨峰　50
桃　41
りんご　36
みかん　33
オレンジ　31
いちご　29
アボカド　27

【お菓子】
どら焼き　95
チョコレート　91
せんべい　89
大福　88
キャラメル　86
かりんとう　84
ショートケーキ　82
クッキー　77

「かくれ高血圧」にも要注意！

ここまで「かくれ高血糖」の話をしてきましたが、じつは、かくれているのは高血糖だけではありません。ほかにも全身の老化につながる怖い「かくれ」があります。

全身の老化に深いかかわりがあるのが血管の老化、つまりは動脈硬化ですが、動脈硬化を進行させる大きな要因が「高血糖」「高血圧」「脂質異常症（高脂血症）」の3つです。

そして、高血糖だけではなく、これら3つすべてに、健康診断の結果だけではわからない「かくれ」タイプがあるのです。

まず「かくれ高血圧」から説明しましょう。

そもそも高血圧とはどういうことかといえば、心臓から送り出された血液が、血管の壁を強く押し続けている状態です。内側から強く押し続けられた血管は、その圧力に耐えているうちに、だんだんしなやかさを失い、厚く硬くなり、その一方で血液の通り道が狭くなってしまう。

通り道が狭くなれば、そこを血液が通るときにさらに強い力が血管にかかるようになるので、血管を傷つけてしまいます。

その際、まず傷つくのが、いちばん内側に存在している血管内皮細胞です。「かくれ高血糖」で血糖値スパイクが起こるときにも、まず傷つけられるのは、この内皮細胞でしたよね。血管の老化は、内皮細胞の障害から始まるのです。

「かくれ高血圧」は、健康診断や病院で測定するときには正常値なのに、生活のなかで一時的にポンと上がっていて、血管を傷つけている状態のこと。血糖と同じように、知らぬ間にスパイクが起こっています。

じつは血圧の世界では、ずいぶん前から「変動が良くない」と言われていました。というのは、こうした「かくれ高血圧」の人のほうが、一般的な高血圧の人よりも動脈硬化が早く進むことがいろいろな研究結果からわかってきているのです。実際、診療をしていると、**測るたびに血圧の違う患者さんほど動脈硬化が多いことに気づきます。**

では、どういうときに「かくれ高血圧」が起こりやすいのかというと、ひとつは早朝です。血圧も一日のなかで変動していますが、通常は、夜寝ている間にいちばん低くなって、起床前後に上がり、昼間は高い状態をキープして、夕方から夜にかけて下がっていくというパターンを繰り返します。

ところがなかには、血圧が下がっているはずの夜間に高いままになっていたり、明けに急激に上昇したりして、早朝の血圧が高い人がいます。これが、「かくれ高血圧」のひとつの「**早朝高血圧**」です。

朝起きてから2時間以内は、脳卒中や心筋梗塞が多発する時間帯にあたります。早朝高血圧の人は、そのリスクが高くなるのです。次のような自覚症状がある人は、早朝高血圧タイプの「かくれ高血圧」かもしれません。

・朝目覚めたときに、疲れている
・朝目覚めたときに、首や肩がこっている
・寝汗をかく
・睡眠中、いびきをかいて呼吸が止まる

自宅に血圧計を持っていますか？　ドラッグストアや家電量販店などにも家庭用の血圧計は売られています。先ほどの症状に思い当たる人はとくに、自宅で血圧を測る習慣をもちましょう。

血圧は、上（収縮期）が１４０㎜Hg以上、あるいは下（拡張期）が90㎜Hg以上で高血圧と診断されますが、朝、自宅で測るときには「上が１３５以上」または「下が85以上」が、「早朝高血圧」の目安です。

夜寝る前と、朝起きてトイレをすませたあとの1日2回、できるだけ同じ時刻に測るようにしましょう。

❖ストレスに反応する「職場高血圧」

もうひとつ、「かくれ高血圧」が起こりやすいタイミングがあります。

それは、ストレスがかかっているときです。

たとえば、苦手な取引先のところに向かうとき、自分の許容量を超えた仕事を強いられたときなど、ストレスに敏感に反応して血圧がポンと跳ね上がってしまうのです。

このタイプは、職場で起こることが多いので「職場高血圧」と呼ばれます。

- 負けず嫌いで、競争心が強い
- 責任感が強く、熱中しやすい
- 完璧主義で、思ったとおりに物事が進まないとイライラする
- せっかちで短気
- 争いを好まない
- 人から頼まれたことを断るのが苦手

高血圧の判断の目安

▶収縮期血圧（上の血圧）

→心臓が収縮しているときに記録される血圧

▶拡張期血圧（下の血圧）

→心臓が拡張しているときに記録される血圧

※ 血圧は「収縮期血圧／拡張期血圧 mmHg」と表記します。

家庭では

135/85 mmHg 以上▶

健診・医療機関では

140/90 mmHg 以上▶

高血圧

※ただし、家庭で125/80mmHg、健診や医療機関で130/85mmHg以上であれば、高血圧予備軍と考えて注意が必要です。

※これはあくまで目安です。正式な診断は、必ず医師を受診してください。

大間違い

・血圧の上下は離れているほうがいい

・上の血圧は「年齢＋90mmHg」まではOK

・周囲を気遣うあまり、感情を自分の中に抑え込みやすい
・自分の意見がなかなか言い出せない

こうしたメンタル、行動パターンを持っている人は、「かくれ高血圧」になりやすいもの。最初の4つと後半の4つで性格のタイプは異なりますが、どちらのタイプも血圧を上げやすいので、お気をつけください。

❖睡眠時無呼吸症候群が、かくれている場合も

かくれ高血圧を改善するには、第一に睡眠が大事です。

睡眠時間が足りなかったり、睡眠の質が悪いと、かくれ高血圧を起こしやすいので、まずは睡眠を見直しましょう。詳しくは5章（146ページ）を参考にしてください。

また、夜間に血圧が下がらないタイプの早朝高血圧は、背景に「睡眠時無呼吸症候群」があることも多いです。

睡眠中に気道が狭くなって、一時的に呼吸が止まっては再開することを繰り返すという病気です。体内の酸素が頻繁に不足するため、多くの血液を流そうとして交感神経が優位になり、血圧が上がります。

睡眠時無呼吸症候群は、肥満も原因のひとつなのでメタボ体型の人にも多いのですが、じつは顎《あご》が小さい人もなりやすい。

小顔の女性にも多いので、夜間のいびきが治らない人や、日中のだるさや眠気が目立つ人は、一度、医療機関で診てもらうといいでしょう。

食生活では、やっぱり減塩が大事です。

塩分と水分のとりすぎによる「むくみ」で、夜間に血圧が下がらず、「かくれ高血圧」を引き起こすこともあります。

「かくれ高血圧」の改善・予防も、睡眠や減量、運動、食生活といった生活習慣が大事で、基本的には「かくれ高血糖」対策と共通しています。

「かくれ脂質異常」が血液を白くする

動脈硬化を進める3大要因のもうひとつ、脂質異常症にも「かくれ」タイプがあります。まずは「脂質異常症とはなにか」から説明しましょう。

脂質異常症は、以前は「高脂血症」と呼ばれていました。この脂質異常症には、次の3つのタイプがあります。

・悪玉の「LDLコレステロール」が多い
・善玉の「HDLコレステロール」が少ない
・糖質に脂肪酸が3つついた「トリグリセリド（中性脂肪）」が多い

LDLコレステロールは、肝臓から全身へコレステロールを運ぶ役割を担っていますが、その量が増えすぎると余ったコレステロールを血管の壁に置いてきてしまいます。それが、「悪玉」と呼ばれる理由です。

一方で、HDLコレステロールは、置き去りにされたコレステロールをせっせと回収して肝臓に戻してくれます。だから、「善玉」なのです。

ただし、悪玉のほうが多すぎたり、善玉が足りなかったりすると、余ったコレステロールは回収されず置き去りになります。それが血管にできた傷から血管の壁に入り込み、たまってしまう。そして活性酸素によって酸化されると、異物とみなされるようになり、動脈硬化につながっていくのです。

中性脂肪は、脂肪として体内にたまり、カロリーが不足したときに取り出して使う、貯蔵用のエネルギー源です。いまは飽食の時代ですから、過剰気味の人が増えています。

そして、中性脂肪が血液中に増えると、善玉のHDLコレステロールが減り、悪玉のLDLコレステロールが増え、しかもLDLコレステロールが小型化して〝超悪玉〟になって、血管の壁にスルスルと入りやすくなってしまうのです。

では、**「かくれ脂質異常症」はどういう状態かといえば、甘いものや脂肪分**

の多い食品、アルコールなどの過剰摂取によって、食後の中性脂肪が急激に増加し、その状態がだらだら続くこと。

ここで、この本のオビのソデ（オビの内側に折り込んだ部分）の写真をご覧ください。これは、かくれ脂質異常症の人がファストフードを食べたあとの血液の様子です。赤血球や白血球、血小板などの血球成分と、液体部分の血清に分離させています。血液が白く濁っていますよね。これが、「かくれ脂質異常症」がある人の血液です。

食事でとったコレステロールは、通常であれば小さい物質にどんどん分解されますから、血液は6～8時間も経てば食事前の状態に戻ります。ところが、「かくれ脂質異常症」の人は、分解がスムーズに進まず、6時間経っても8時間経っても、分解途中の中性脂肪が血液中にたまったまま。

むしろ、時間が経つにつれて、「カイロミクロン」という中性脂肪の輸送役がどんどん血中にあふれてきます。たとえるなら、中性脂肪を積んだ〝トラック〟が、血液という道に渋滞しているようなもの。そのため、食事をとってだいぶ時間が経っても、血液は白いままなのです。

「かくれ高血糖」で、食後、血液中に糖があふれている人は「かくれ脂質異常症」も同時に起こりやすくなっています。「かくれ脂質異常症」も、「かくれ高血糖」と同じように、20代、30代という若い人であっても、そう珍しくありません。

❖ 食後脂質異常があると、心筋梗塞が3倍に

「かくれ脂質異常」で、食後に中性脂肪が異常に増加すると、前述したように善玉コレステロールが減るとともに悪玉コレステロールが増え、超悪玉化して、動脈硬化を促します。さらに、血液中に滞っている中性脂肪自体も、変質して血管の壁に入り込み、血管にできるコブの材料になります。そうやって、「かくれ脂質異常」は、間接的にも直接的にも動脈硬化を進めるのです。

「かくれ脂質異常症」を持っていると、心筋梗塞などの心臓病のリスクが、ふつうの人よりも約3倍上がると言われています。

有名なのは、国内で1万1千人超の人を平均15・5年追跡した研究です。

この研究では、食後の中性脂肪値で4つのグループに分けたところ、数値が高いグループほど、心筋梗塞や狭心症のリスクが上がりました。

食後の中性脂肪値が84mg／dℓ未満のグループのリスクを「1」とすると、

・84～116mg／dℓのグループ……1・67倍

・117～167mg／dℓのグループ……2・00倍

・168mg／dℓ以上のグループ……2・86倍

食後の脂質異常がいかに危ないか、わかっていただけたでしょうか。

ところが、健康診断では半日ほど何も食べない状態で計測しますよね。食後、長らく血液が白く濁ったままになっているとしても、半日も経てば元に戻っています。そのため、食後の脂質異常症は健康診断では見つかりにくく、かくれてしまうのです。

❖食物繊維は「かくれ脂質異常」も防ぐ

食後の脂質異常を防ぐには、食事の工夫と食後の運動、そして内臓脂肪を減

脂質代謝異常の判断の目安

LDL コレステロール
140mg/dℓ 以上 ▶ 高LDLコレステロール血症

HDL コレステロール
40mg/dℓ 未満 ▶ 低LDLコレステロール血症

中性脂肪（トリグリセリド）
150mg/dℓ 以上 ▶ 高トリグリセリド血症

上記のいずれかひとつでも該当すれば ▶ 脂質異常症

※ただし、LDL コレステロール 120mg/dℓ以上であれば、脂質異常症の予備軍と考えて注意が必要です。
※他の値も、境界値に近い場合には要注意です。
※これはあくまで目安です。
正式な診断は、必ず医師を受診してください。

大間違い

~~コレステロール値は~~
~~・高くてもＯＫ~~
~~・高いほど長生きする~~

らす。この3つが基本です。「かくれ高血糖」対策とやっぱり共通していますね。

このうち食事は、コレステロールが増える原因となる脂肪分の多い食品や甘いもの、アルコールをとりすぎないこと、コレステロールや中性脂肪の吸収を抑える食物繊維を十分にとることが大事です。

とくに水溶性食物繊維は、悪玉コレステロールの排出を助けてくれます。

食後高血糖と同様に、「ベジファースト」「ソイファースト」が役立ちます。

血糖にしても、血圧にしても、脂質異常にしても、大きな変動が良くないことはどれも同じ。糖尿病や普通の高血圧、脂質異常のように常に高い値でなくても、〝スパイク〟が起こっている時点で、かくれた病気に気づき、方向転換しなければ、深刻な病気へと突き進んでしまいます。

でも、早い時点で「かくれ」に気づいて生活習慣を正せば、引き返すことが可能です。その方法は「かくれ高血糖」も「かくれ高血圧」も「かくれ脂質異常」も共通しているのです。

4章

やってはいけない食べ方と頭のいい対策

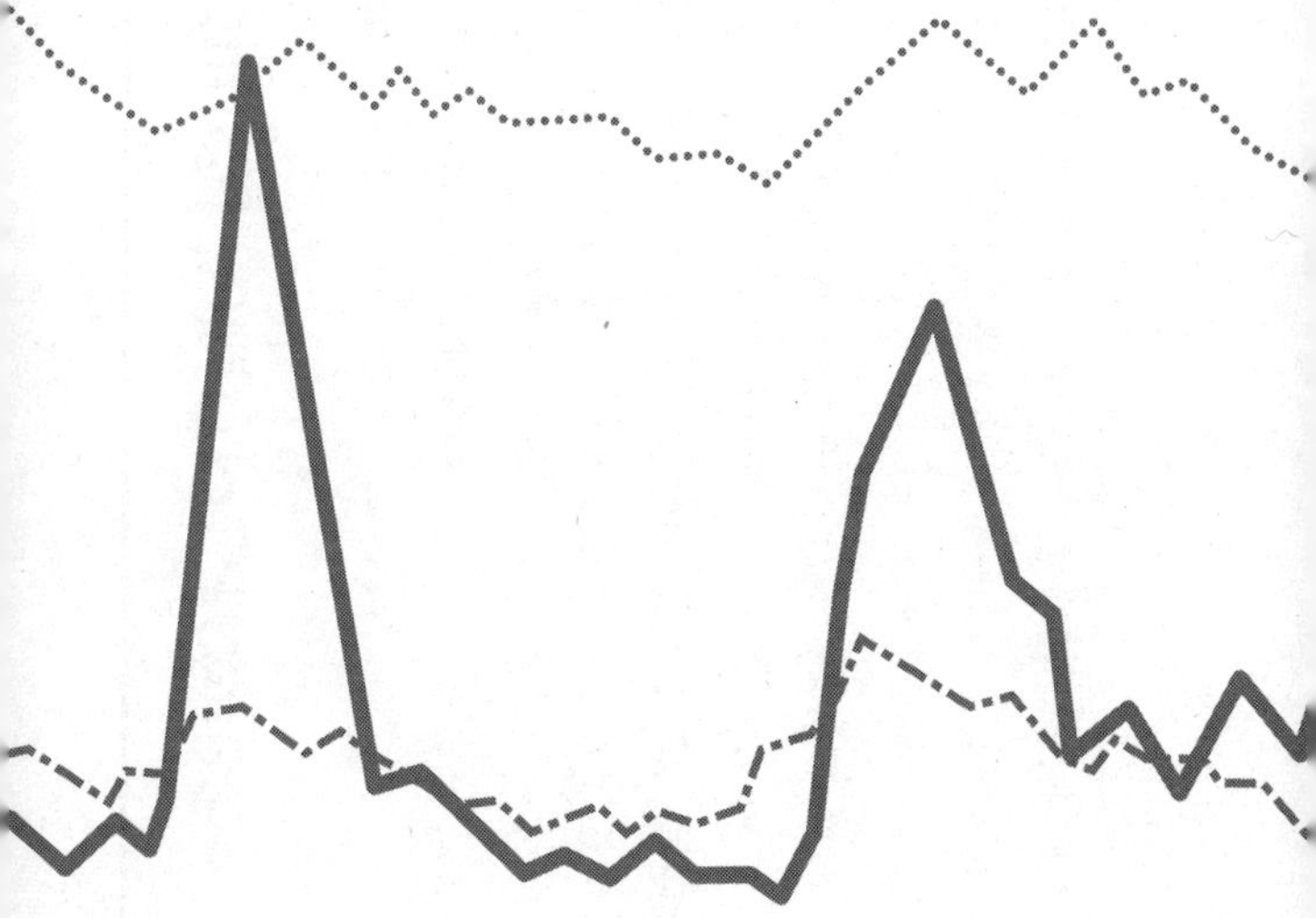

「和食中心だから安心」と思っていませんか？

和食と洋食、どちらが血糖値を上げないと思いますか？

おそらく100人中100人が「和食」と答えるのではないでしょうか。

欧米化した食事が、さまざまな生活習慣病を増やしている。

それこそ糖尿病が増えている背景にも、食の欧米化が深くかかわっている。

それは事実です。ただ、「食事は和食中心です」と言いながら、血管を悪くしてしまう人もいます。そういう人に「たとえば昨日は何を食べましたか？」と具体的なメニューを聞くと、「牛丼です」「カツ丼です」「鉄火丼です」「かき揚げうどんです」……といった答えが返ってくることも多いです。

どれも和食といえば和食ですが、糖質の多いメニューです。「かき揚げうどんなら野菜もとれる」なんて思うかもしれませんが、**かき揚げを先に食べてもベジファーストにはなりません。**

かき揚げは、細かく切った食材にたっぷりの衣をまぶして油で揚げます。作り方にもよりますが、総菜や外食のかき揚げは、シンプルなえび天や野菜天以上に衣の量も割合も多くなりがち。野菜は油を吸収しやすいので、血糖値も中性脂肪値も上げるメニューです。

そんなかき揚げが、GI値も高く糖質量も多いうどんの上にのっているのですから、その1品だけでダブル糖質になります。

ちなみに、**うどんよりもそばのほうが食物繊維が多くGI値も低いので、どちらか悩んだら、そばを選ぶことをおすすめします。**

❖ 糖質多めのメニューを選んでいませんか？

和食の王様のお寿司にしても、和食だからと安心はできません。寿司ネタは生の魚なので良質なタンパク質がとれますが、同時にごはんをけっこう食べますよね。握り寿司一貫で、ごはんの量は20gほど。

ごはん茶碗1杯が150gくらいなので、8貫食べれば、もう1膳分を超えてしまいます。しかも、酢飯は、砂糖も混ざっているので、より糖質が多いのです。それでいて、お酢でさっぱりとするのでたくさん食べられる。回転寿司に行けば1皿に2貫ずつのっていますが、何皿くらい食べますか？4皿なんて、あっという間ではないでしょうか。

お寿司は一見ヘルシーそうに思えますが、糖質で始まって、糖質で終わる食事です。

体にいい和食とは、「一汁三菜」や「まごわやさしい（豆類・ごま・わかめなどの海藻類・野菜・魚・しいたけなどのきのこ類・いも類を積極的に取り入れようという考え）」といった言葉に代表されるようなバランスの良い和食のことです。

和食だったらなんでも大丈夫というわけではありません。

❖ 和菓子がいいとは限らない

お菓子にしても、必ずしも洋菓子よりも和菓子のほうが糖質が少ないとは限りません。たとえば、ケーキよりも和菓子のほうがいいだろうと思うかもしれませんが、それも選び方次第です。

ショートケーキやチョコレートケーキのようなスポンジケーキは、小麦粉と砂糖がたっぷり使われているので糖質量は増えますが、小麦粉をあまり使っていない**チーズケーキやムースケーキ、生地が軽いシフォンケーキなどは、比較的、糖質量は少なくなります。**

ずっしりとしたお饅頭、大福、おはぎ、どら焼きといった和菓子のほうが、砂糖も糖質量も多い。

おせんべいも、しょっぱいから大丈夫だろうと思って一度に何枚も食べている人がいますが、米や小麦粉、でんぷん粉などからできていますし、味付けに砂糖が使われているものも多いです。

「醤油味」と書かれていても、砂糖醤油だったりしますよね。前述のＧＩ値も、せんべいは「89」と、かなり高めです（97ページ参照）。

和食も洋食も、和菓子も洋菓子も、選び方次第なので、市販品であれば裏側の成分表をチェックすることを習慣にしましょう！

肉は悪者？ 賢い食べ方とは

男性でも女性でも、肉をガッツリ食べたくなる日はあるでしょう。「肉＝悪」というイメージがあるかもしれませんが、肉はむしろ貴重なタンパク源です。繰り返しになりますが、血糖値を上げるのは糖質。**タンパク質である肉を食べても、血糖値は上がりません。**シンプルにお肉を食べる分には、食後高血糖の心配はないのです。

問題は、食べ方です。たとえば、お店で**焼き鳥**を頼むとき、「タレにしますか？塩にしますか？」と聞かれますよね。いつもどちらを選んでいますか？

すでにお気づきかもしれませんが、タレには砂糖、みりんがたっぷり入っているので、糖質多めです。おすすめはやっぱり、シンプルな塩。

焼き鳥は余分な脂を落としながら焼き上げるのでヘルシーで、シンプルに塩で食べる分には、糖質はほとんどありません。ただし、焼き鳥のなかでも**つく**

ねは、つなぎに小麦粉などが入っているので、糖質が多くなります。

焼肉や**ステーキ**も、シンプルに塩・こしょうや柚子《ゆず》こしょう、レモン汁で味つけをすれば、心配はありません。とくに焼肉は、焼き鳥と同じで、網で焼くときに余分な脂がカットされるのも、うれしいポイントです。

ただし、一枚肉を食べるたびにたっぷりタレをつけていると糖質が増えます。

ハンバーグも、デミグラスハンバーグより、和風おろしハンバーグを。**デミグラスソース**は、小麦粉とバターを炒めたルーを、ブイヨンで溶かし、野菜や牛肉などを煮込んでつくるソースなので、糖質も脂質も多いのです。その点、**大根おろし**や**玉ねぎおろし**を選ぶと、食物繊維も一緒にとれます。

そのほか、ソース系で糖質量が多いのが、**ウスターソース**（大さじ1で4・7g）、**中濃ソース**（同5・3g）、**濃厚ソース**（同5・4g）、**ケチャップ**（同3・8g）などです。

肉は食べ方次第。シンプルな味付けでいただきましょう！

「毎日お肉でもいいですか?」という人へ

肉は貴重なタンパク源だから、シンプルに食べる分には血糖値を上げない。

そう聞くと、肉好きな人は「じゃぁ、毎食、肉を食べて、タンパク質は肉からとればいいのか!」と思ってしまうかもしれません。これは、ちょっと危険です。

やっぱり魚を食べることも大切。

タンパク質をとるという意味では「肉でも魚でも、どちらでもいいのでは?」と思うかもしれませんが、**肉料理だけでは、積極的にとるべき脂質がとれない可能性が大きいのです。**

「脂質=あぶら」は、炭水化物、タンパク質と並ぶ3大栄養素のひとつ。

とりすぎると食後の脂質スパイクにつながりますが、細胞膜やホルモンを構成する成分でもあり、必要な栄養素のひとつです。ただ、脂質には「積極的にとりたい脂質」と「控えるべき脂質」があります。

では、どういう脂質が「積極的にとりたい」もので、どういう脂質が「控えるべき」なのでしょうか。

まずは127ページの図を見てください。

脂質を構成する「脂肪酸」は、「飽和脂肪酸」と「不飽和脂肪酸」に分かれます。

飽和脂肪酸とは、常温で固まる脂のこと。たとえば、豚肉や牛肉に含まれる油、ラード、バターなどが含まれます。

一方、不飽和脂肪酸は、常温でも固まらない液体の油のこと。この不飽和脂肪酸はさらに「一価不飽和脂肪酸」と「多価不飽和脂肪酸」に分かれます。

一価不飽和脂肪酸は、「オメガ9系脂肪酸」とも言われ、オリーブオイルやキャノーラ油などがこの仲間です。

多価不飽和脂肪酸はさらに、紅花油やコーン油など、主に調理油として使われるものを多く含む「オメガ6系脂肪酸」と、魚介類の油、アマニ油、エゴマ油などが含まれる「オメガ3系脂肪酸」に分かれます。

ちなみにオメガ3系、6系、9系という不飽和脂肪酸は、それぞれ「n－3系」「n－6系」「n－9系」と呼ばれることもありますが、ここでは「オメガ」で統一します。

脂質の分類がわかったところで、「積極的にとりたい脂質」と「控えたい脂質」の話に戻りましょう。

これらの脂肪酸のうち、体内ではつくることができないために食事でとらなければいけない必須脂肪酸が、「オメガ3系脂肪酸」と「オメガ6系脂肪酸」です。どちらも「とらなければいけない」のですが、大事なのはその比率です。

オメガ3系脂肪酸は、体内で「EPA」や「DHA」に変わり、オメガ6系脂肪酸は「アラキドン酸」というものに変わります。

ＥＰＡ、ＤＨＡは、みなさんも聞いたことがあるでしょう。青魚に含まれる、体に良い成分として有名です。

ＥＰＡには動脈硬化を改善したり、血管内皮機能を高める働きがあり、ＤＨＡには脳の働きを高めたり、血中の中性脂肪を減らしたりする働きがあります。だからどちらも大切ですが、血管にとって特に良いのがＥＰＡのほうです。

ＥＰＡとアラキドン酸を同じくらいのバランスでとることが理想で、そのためにオメガ３系脂肪酸とオメガ６系脂肪酸をバランス良くとることが大切なのです。

ＥＰＡとアラキドン酸のバランスが崩れ、アラキドン酸の摂取量のほうが多くなると、動脈硬化が進み、血管が老化しやすいことがわかっています。具体的には、「ＥＰＡ÷アラキドン酸」の比率が０・75を下回ると危ない。

ところがいま、**日本人の「ＥＰＡ÷アラキドン酸」比は、どんどん下がっています。**とくに10代、20代の若い人たちは０・１～０・２と、かなり低いのです。

最近では20代、30代と若くして脳卒中や心筋梗塞を起こす人が増えていますが、決してこのことと無関係ではないと思います。

なぜ、「EPA÷アラキドン酸」比が下がっているのか。

その背景にあるのは、食生活の変化です。昔は、全脂質のうち、かなりの割合を魚が占めていましたが、食事の欧米化が進むにつれて、肉や植物油の摂取量が増え、相対的に脂質に占める魚の割合が減っていきました。そのころから脳卒中や心筋梗塞などの血管病が増えています。

体内でアラキドン酸に変わるオメガ6系脂肪酸のほうは、サラダ油やコーン油などの家で使う調理油をはじめ、総菜や外食の揚げ物、スナック菓子などの加工品など、いたるところに使われているので、意識してとらなくても十分すぎるほどに口にしています。

一方、EPAに変わるオメガ3系のほうは、魚離れとともに不足しがち。

つまり、**「積極的にとりたい脂肪酸」とは、オメガ3系脂肪酸のことです。**

いちばんいいのは、赤身魚や青魚を生で食べること。

外食でも、刺身やたたき、カルパッチョ、マリネなどを選ぶと、ＥＰＡをたっぷりとることができます。煮たり焼いたりすると、大事な魚の油が落ちてしまい、ＥＰＡも流出して減ってしまいますが、それでも魚をまったく食べないよりはいいでしょう。

火を通して食べたいときにおすすめなのは、**ホイル焼き。**ホイルのなかに油がとどまってくれます。それに、調理の後片づけも簡単ですよね。

魚が苦手だったり、魚を食べる頻度が少ない人は、体内でＥＰＡに変わるオメガ3系の油を使いましょう。

その代表がアマニ油とエゴマ油です。ただ、**オメガ3系の油は熱が苦手なので、加熱調理に使うのではなく、魚や肉、温野菜、豆腐、納豆、ジュースなどにたらっとかけて使ってください。**

では、「控えるべき脂質」とは？

体内でアラキドン酸に変わるオメガ6系脂肪酸です。必要な油ではありますが、とりすぎると動脈硬化を進めます。

オメガ6系の油が多く使われている揚げ物、スナック菓子などは、なるべく控えましょう。

もうひとつ、控えたほうがいいのが飽和脂肪酸です。牛肉や豚肉に含まれる油やラード、バターなどですね。これもとりすぎると動脈硬化を進めるので、控えめに。

お肉を食べたいときには、脂肪分の少ない部位――牛・豚なら**ヒレ**、**肩**、**モモ**、鶏なら**ムネ**、**ササミ**――がおすすめです。

さらに、アマニ油やエゴマ油をたらしたり、アマニの粒をローストした「**ローストアマニ**」を少しふりかけると、オメガ3系の油（＝EPA）も一緒にとれるので、バランスの良い脂質に変身します。

●脂肪酸の種類

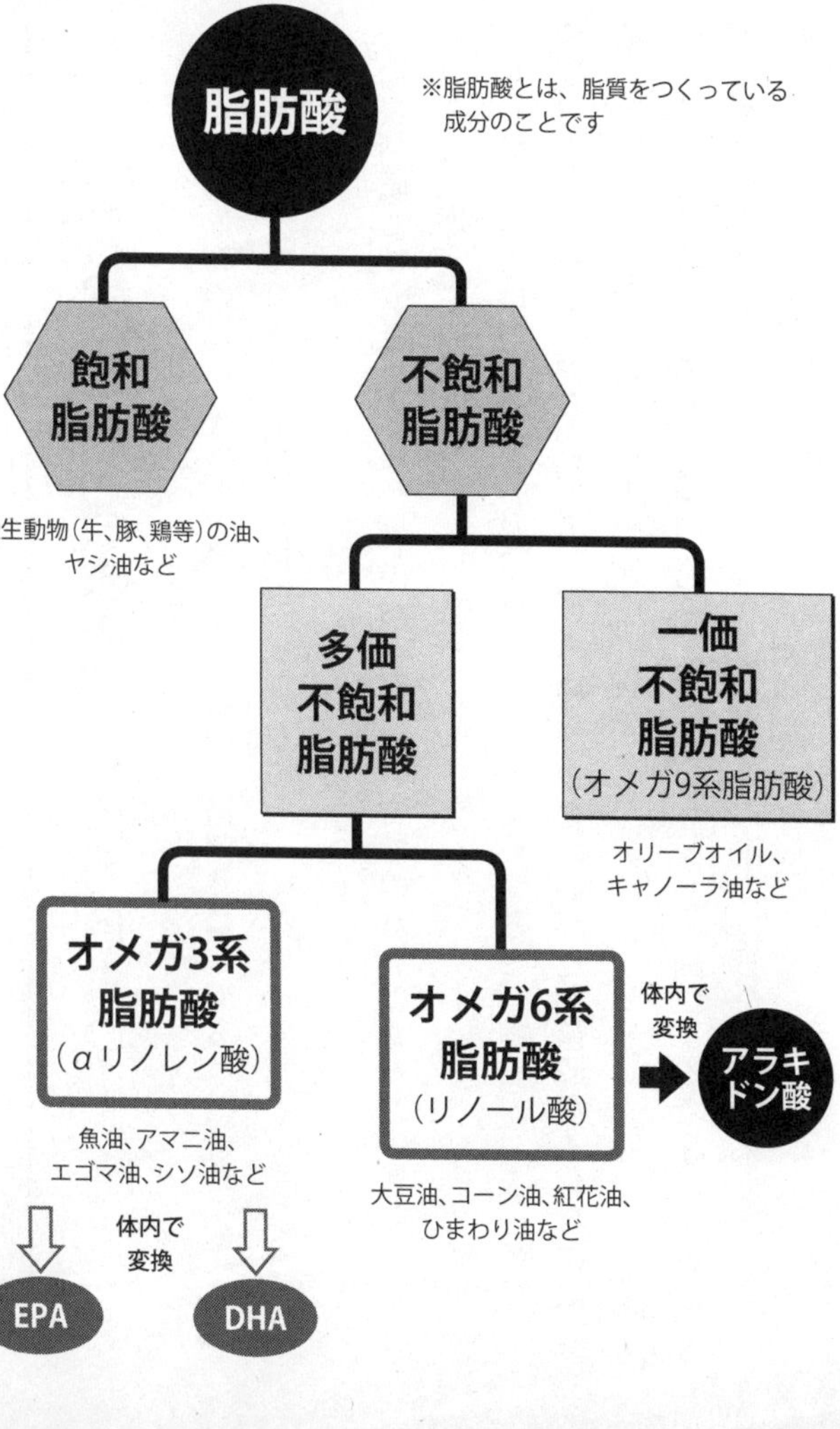
脂肪酸
※脂肪酸とは、脂質をつくっている成分のことです
飽和脂肪酸
陸生動物(牛、豚、鶏等)の油、ヤシ油など
不飽和脂肪酸
多価不飽和脂肪酸
一価不飽和脂肪酸(オメガ9系脂肪酸)
オリーブオイル、キャノーラ油など
オメガ3系脂肪酸(αリノレン酸)
魚油、アマニ油、エゴマ油、シソ油など
体内で変換
EPA
DHA
オメガ6系脂肪酸(リノール酸)
大豆油、コーン油、紅花油、ひまわり油など
体内で変換
アラキドン酸

お酒より「つまみ」に気をつけよう！

「ビールは最初の乾杯だけで、あとは焼酎のお湯割りにしてる」
「お酒はいつもワインなので、糖質はそんなにとってないはず」

糖質制限という考え方が浸透して、飲み会の席でのお酒の飲み方に気をつけている人は増えています。

知っている人は多いかもしれませんが、おさらいすると、糖質が少ないのは**焼酎、ウイスキー、ブランデー、ジン、ウォッカといった蒸留酒**。これらには糖質はほとんど含まれていません。

ワインは醸造酒ですが、**赤ワインで1杯1・5gほど、白ワインで2gほど**と、そんなに多くはなく、ポリフェノールの抗酸化作用で血管を守る効果もあります。

糖質が多いのが、醸造酒の**ビール**（グラス1杯6・2g）、**日本酒**（1合8・8g）など。甘い**カクテル**や**果実酒**は、さらに多くなります。

種類によって糖質の量は異なるので、血管のことを考えると蒸留酒を選ぶのがベストですが、量を守ればそんなに神経質になる必要はありません。

せっかく飲むなら、好きなものを飲みたいですよね。

私も、日本酒もワインも好きなので、その日の気分やメニューに合わせて飲んでいます。

ただし、適量です。

・ビール　中瓶1本
・日本酒　1合
・焼酎　0・6合
・ワイン　グラス2杯
・ブランデー　ダブル1杯

・ウイスキー　ダブル1杯

これは、男性にとっての一般的な適量です。

女性の場合、一般的にアルコールの代謝能力が男性よりも低く、体内の水分量も男性より少なく、血中のアルコール濃度が高くなりやすいので、**「男性の適量の半分ほど」**と考えてください。

適量を守ってさえいれば、お酒は血流を促して、血管内皮細胞を刺激し、NO（一酸化窒素）の分泌を増やしてくれるというメリットもあります。適量のお酒が脳卒中や心臓病を予防するという研究結果もあります。

ただし、くれぐれも注意してほしいのは、量。「お酒は、NOを増やして血管を若返らせる」ということを盾に飲みすぎては逆効果なので、あくまでも適量を楽しみましょう。

❖避けたい「揚げ物、練り物、サラダもどき」

適量を守って飲むのなら、どんなお酒でもあまり害はありませんが（体質的に飲めない人は別として）、それよりも血糖値を上げているのが、「つまみ」です。

アルコールが入ると、食欲が高まり、つい食べすぎてしまいがち。鶏のから揚げやフライドポテト、フリットといった揚げ物系を必ず頼んでしまう人もいるのではないでしょうか。

飲食店で出される揚げ物メニューにはオメガ6系の油が使われていることがほとんどで、アラキドン酸が多いので、**揚げ物よりも、刺身や焼き物のほうがベターです。**

また、「とりあえず」の一品は、何を頼んでいますか？

おすすめは、**枝豆**や**冷やややっこ**、**野菜スティック**などです。これらから先に食べれば、ソイファースト、ベジファーストになります。

サラダ系なら、**グリーンサラダ**や**海藻サラダ**、**大根サラダ**、**ごぼうサラダ**など、しっかり食物繊維がとれるものを頼みましょう。

ポテトサラダやマカロニサラダ、タラモサラダは、名前こそ「サラダ」ですが、ほぼ糖質なので、サラダ代わりにはしないように。

もうひとつ、健康に気を使っている人でも、つい頼みがちなのが、練り物です。

ちくわやはんぺん、さつま揚げなど、お酒のつまみにちょうどいいですよね。どれも魚肉のすり身で作られているので、ヘルシーなイメージがあり、あえて選んでいるかもしれません。

でも、**練り物はつなぎにでんぷんが使われていることが多く、意外と糖質量が多いのです。**なかには、でんぷんの割合が多く、練り物というより、ほぼ粉ものというものも。

酒席では、あまり油を使っていないシンプルな調理法で、素材そのものを味わうようなメニューを選ぶといいでしょう。

ところで、自宅で晩酌をするときには、何をつまみにしていますか？

たとえば、ワインのお供にチーズとドライフルーツだったら、どちらを選びますか？

血糖値を上げないのは、断然、**チーズ**です。

チーズは低糖質ですが、**ドライフルーツ**は、もともと糖質が多い果物を乾燥させて水分を飛ばしているので、普通の果物以上に糖質量が多いのです。

では、**さきいか**と**あたりめ**ではどうでしょう？

どちらもそんなに糖質は多くありませんが、より少ないのが、あたりめです。というより、イカをそのまま乾燥させたあたりめには、糖質はほとんど含まれていません。さきいかのほうは、商品によっては甘く味付けされているので、成分表をチェックして選ぶといいでしょう。

「空腹の時間が長いと健康に」は本当？

「空腹が健康にいい」という話、聞いたことがありませんか？

その根拠として言われているのが、次のような話です。

カロリーを3割減した食事を数週間続けると、長寿遺伝子と呼ばれるサーチュイン遺伝子のスイッチがオンになり、長生きする。

空腹状態になると、サーチュイン遺伝子が活性化し、細胞内にある老廃物を排除するオートファジーという機能が働き、細胞が若返る。

「遺伝子」とか「オートファジー」といった言葉を聞くと、なんだかすごい気がしてしまいますが、日ごろから多くの患者さんと直に接している立場としては、少し現実離れしているような気がします。

というのは、多くの人は遺伝子によって定められた寿命をまっとうして亡くなる（＝老衰）というより、がんや血管病といった生活習慣病で亡くなっているのが現実です。長寿遺伝子を働かせることを考える前に、生活習慣を見直すことのほうが先決で、より効果的なように思います。

過食の時代なので、空腹の時間をつくって消化にかかわる臓器を休めるべきという意見には一理ありますが、休めることが必ずしもいいわけではありません。筋肉も適度に使わないと衰えてしまうように、適度に働かせてあげることも大事です。何より現実を考えると、**空腹が続いたあとの食事って、ドカ食い、早食いになっちゃいませんか？**

私も、朝食、昼食があまり食べられなかった日には、お腹が空いて夜にたくさん食べてしまいます。**お腹が空きすぎると、食べる順番なんて気にしていられず、野菜よりも豆よりもまずお腹にたまる炭水化物、となってしまいがち。**

空腹の間にオートファジーが働くとしても、血糖値スパイクが起こって血管を傷めれば、空腹効果を台無しにしてしまいます。

食事の時間が取れない人へ

仕事柄、忙しくて昼食をゆっくり食べられない人もいるでしょう。たとえば美容師さんは、お客さんが多い日は、すき間の時間にさっとバックヤードに行って、立ったままパパッと食べているそうです。

医療職も、似たようなものです。午前中の外来診療が長引くと、ようやく終わったと思ったら午後の外来が始まったり、病棟に行かなければいけなかったりして、昼食休憩をとれないことは多々あります。

そのせいか、医者は早食いになりがちです。私の妻も医者なのですが、結婚する前のクリスマスデートでディナークルーズに参加したときのこと。会話も楽しみながら食事をしていたのですが、まわりのテーブルからほとんど話し声が聞こえてきません。食後のコーヒーが出て、「みんな、おとなしいね」と、ふとまわりを見渡すと、まだメインの魚料理を食べている。

つまり、私たち二人がいつもの癖で、すごい勢いで食べて、どんどん次の料理がサーブされているものだから、まわりの人たちは「早く食べなきゃ」と焦って、会話をする暇もなかったのです（申し訳ないことをしました）。「もっとペースを考えて食べよう」と反省しました。

いまだに食べるスピードは速いので、あまり偉そうなことは言えませんが、職業病で早食いが癖になっている人は、よく噛んで食べることを意識したほうがいいでしょう。

よく噛みながら時間をかけて食べることで満腹中枢が刺激され、食べすぎ防止につながります。そうすると、食後高血糖も予防できます。

また、すき間時間に手短に食事をすませている人は、コンビニのおにぎりだけ、パンだけなど、パパッとエネルギーだけをとる食事になりがち。それでは栄養バランスも良くありませんし、血糖値スパイクも起こりやすいです。

そういう人こそ、食前に豆乳を飲んだり、サラダや野菜スープを追加したりして、食物繊維もとりましょう。

「食べてすぐ寝る」は避ける

仕事が長引いて、家に帰るのが遅くなったとき。

食事にしますか？

それとも先にお風呂に入りますか？

特に夏など、さっとシャワーで汗を流して、スッキリしてからごはんを食べたい人もいると思いますが、そうすると**一日の最後の行動が「食べること」になってしまいます。**

それは避けたいところ。

リモートワークで、家で夜遅くまでパソコンの前で作業をしていて、遅い夕食をとり、すっかり疲れてそのまま寝てしまう……というのも、同じようにNGな行動パターンです。

食べたあとに何もせずに寝るだけというのは、血糖値をわざわざ上げようとしているようなもの。

「血糖値は食後30～60分くらいをピークに急上昇するので、そのタイミングに合わせて体を動かすといい」とお伝えしましたが、**入浴も適度な運動になります。**

着替えて、体を洗って、湯船につかって、浴槽から出入りして……といった一連の動作のなかで、こまごまと動いているものです。

夕食後に6章で紹介する体操をしてちょっと体を動かして、そのあとお風呂に入るかシャワーを浴びるというのが理想的ですが、時間がないとき、面倒なときには運動はスキップして、運動代わりにお風呂に入るかシャワーを浴びるといいでしょう。

ただし、**入浴は腹圧がかかるので、食べてすぐに入るのは良くありません。食後、30分くらいあけてから入ると、安全でちょうどいい運動になります。**

「スパイクフード」になっていませんか？

午後に眠くなりたくないから、ダイエットも兼ねて昼食は少なめにする。そういう人は、特に働く女性に多いです。

たとえば、サンドイッチとプリンとか、おにぎり1個とか、甘い菓子パンと野菜ジュースだけとか。

「それだけで足りるの？」というほど量は少ない一方で、その中身を見てみると、**GI値の高いものばかりです。**

おにぎりの具材が唯一のタンパク質だったり、野菜ジュースで食物繊維やビタミンをとっているつもりが、じつは果汁（果糖）や砂糖、異性化液糖たっぷりのものを選んでいたり……。

血糖値がポンと上がるものを食べていることが多いのです。

血糖値を下げるために必要な、筋肉のもととなるタンパク質も、糖の吸収を抑えてくれる食物繊維も不足して、**少食は少食でも、血糖値スパイクをつくるための〝スパイクフード〟になっていることが多々あります。**

なかには、朝はパンとヨーグルト、昼はコンビニのうどん、夜はサンドイッチと、3食とも少なめで、その代わりにちょこちょこと甘いものをつまんでいる、という人も……! まさに、「スパイクをつくるための食生活」になっています。

ダイエットを考えるのであれば、なおさら、ただ量を減らすよりも、タンパク質も食物繊維も一緒にとることが大事です。

また、お昼すぎというのは、何を食べても眠くなりやすい時間帯でもあります。

それが自然な体内リズムなので、**昼食を減らして眠気を予防するより、ちゃんとバランスよく食べて、眠くなったら15分だけ仮眠をとるほうが健康的で血管にやさしい対処法だと思います。**

「苦手にならない」甘いもの

年齢を重ねるにつれ、脂っこいものが苦手になったり、脂肪分の多い肉を食べると胃もたれするようになったり、食べ物の好みが変わった人は多いでしょう。

好みだけではなく、食事の量も若いころよりも減ってきたかもしれません。

それは、年齢が上がるにつれて、基礎代謝量が減っていくからです。

基礎代謝とは、じっとしているだけで消費するエネルギーのこと。呼吸をしたり、心臓を動かしたり、生体を維持するのに必要なエネルギーです。

一日に消費するエネルギーのうち、7割以上が基礎代謝だと言われています。

若い人のほうが、じっとしているだけでより多くのエネルギーを消費するわけですから、若いころに比べて食が変わるのは当たり前。むしろ、若いころと同じような内容、量の食事をとっていたら体内で糖や脂肪が余って、たくわえられてしまいます。

ただ、変わらないのが「甘いもの」です。**年を取ると、油ものは苦手になる人が多い一方で、甘いものはなかなか苦手になりません。いくつになっても好きな人が多いです。**

リビングにお菓子を入れた缶を置いていたり、タンスにお菓子用の引き出しがある家は多いですよね。食後や3時のおやつに毎回、缶や引き出しからせんべいやクッキー、ポテトチップス、かりんとうなどを取り出して食べるのが習慣になっている、とか。

ちなみに、**かりんとう**は、小麦粉に水あめなどを加えて練って棒状にしたものを油で揚げて、さらに甘い蜜を絡めて作ります。この工程を考えただけで、いかに糖質が多いかはわかりますよね。

お菓子は子どもが食べるものかと思いきや、「アイスクリームが好きなおじさん」、「駄菓子を必ず常備しているおばあちゃん」も少なくありません。

年を重ねると糖を消費する力はだんだん下がっていくのに、甘いものはいくつになっても苦手にならないものです。

だから、年齢が上がれば上がるほど、糖の吸収を抑える食事を心がけ、吸収を邪魔するために意識して体を動かさなければいけません。

5章

「かくれ高血糖」を防ぎ、治す習慣

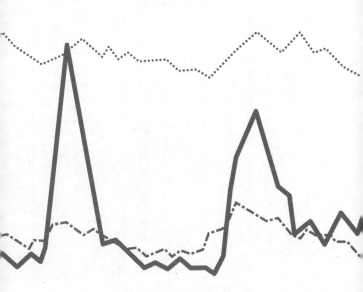

セルフチェック⑫「睡眠不足、寝不足だ」に✓した

「昼間、眠くなる」という人

日本人は睡眠が足りない人が多いと言われています。OECD（経済協力開発機構）の調査では、韓国に次いで2番目に平均睡眠時間が短いのが日本でした。

睡眠不足と血糖値は関係がなさそうに見えるかもしれませんが、睡眠が不足すると血糖値が上がりやすいのです。

まず、睡眠時間が短くなると、ホルモンバランスが乱れて過食につながりやすくなります。食欲に大きくかかわっているのが「レプチン」と「グレリン」という2つのホルモンです。脳の満腹中枢を刺激して食欲にストップをかけるのが「レプチン」。脳の摂食中枢を刺激して食欲を促すのが「グレリン」。

この2つのホルモンのバランスで食欲はコントロールされていますが、睡眠時間が不足するとレプチンが減ってグレリンが増えてしまいます。そのため睡

眠不足になると過食に走りがちで結果的に血糖値が上がってしまうわけです。

もうひとつ、睡眠不足によって血糖値が上がる理由が自律神経との関係です。睡眠が不足すると自律神経のバランスも乱れて、交感神経が過度に緊張してしまいます。そうすると、イライラしているときと同じで、アドレナリンが増えて血糖値の上昇を招いてしまう。

そんななかで、満腹中枢、摂食中枢のバランスの崩れから過食に走ったり、甘いものを食べたりすれば、「イライラに糖」と同じで、火に油を注ぐことになります。血糖値スパイクに向かってまっしぐらです。

また、睡眠不足の日には、ゆっくりと過ごしたくなりますよね。**睡眠が足りないと昼間の活動も低下しがちなので体を動かさなくなり、食後高血糖にさらなる拍車をかけます。**

本来は、睡眠不足の日こそ、体を動かしてほしいのです。

睡眠は時間だけではなく、質も大切です。

十分に寝たはずなのに寝足りない、疲れが取れない、日中も眠くなるという人もいるでしょう。昼食後に眠くなっても、15分ほど昼寝をすれば解決する程度であれば自然な眠気ですが、「昼間眠くて仕方がない」「仕事中も常に眠たい」というほどであれば、睡眠の質に問題があるかもしれません。

睡眠中は、脳や筋肉だけではなく、血管にとっても大切な休憩時間です。

睡眠中に分泌が増える「成長ホルモン」は、全身の細胞の傷を修復してくれるのですが、血管の細胞も睡眠中に修復されています。また、寝ている間は副交感神経のほうが優位になって、心拍数や血圧が下がるので、起きている間に比べて血管にかかる負担は軽くなっています。そういう意味で、睡眠は血管を守る大切な時間なのです。

成長ホルモンの分泌を増やし、副交感神経が優位になるようにリラックスしてぐっすり眠るには、眠る前の行動も大切です。

おすすめは、夕食のあとに、6章で紹介する「血糖値クールダウン体操」で

軽く体を動かし、その後、お風呂に入ること。体温の低下とともに自然な眠気が訪れるので、就寝の2時間くらい前にお風呂に入って体を温めておくと、眠るころには自然に体温が下がり、深い眠りにつきやすくなります。

また、睡眠の質を高めるには、眠るときの枕も大切です。

いい枕の特徴は、寝返りが打ちやすいこと。低反発で包み込んでくれるような枕は気持ちがいいのですが、寝返りという点ではあまり良くありません。

おすすめが〝ミルフィーユ枕〟です。毛足の短い裏地がついた玄関マットとタオルケットを使って作る枕で、枕の専門家でもある山田朱織先生に教えてもらったものです。Z型に三つ折りにした玄関マットの上に、折りたたんだタオルケットを重ねて、タオルケットを1枚ずつめくりながら高さを調整します。

横向きで寝たときに顔の中心線が布団と平行になること、仰向けに寝たときに圧迫感がなく呼吸がしやすいこと、左右にスムーズに寝返りが打てることを確認しながら、自分にとってちょうどいい高さを探してください。

セルフチェック⑬「休日は寝だめをしてしまう」に✓した

「休日は1～2時間長く寝る」という人

平日はたっぷり寝られない分、休日に長めに寝ている。

金曜の夜はつい寝るのが遅くなり、土曜は昼まで寝てしまう。

そういう人は少なくないと思いますが、休日に寝だめをする人は、肥満や糖尿病、心筋梗塞になりやすいという報告があります。

アメリカのピッツバーグ大学の研究グループは、30～54歳の健康な男女447人に参加してもらい、7日間、睡眠時間や食生活、健康状態について調査を行いました。その結果、運動量やカロリー摂取量、飲酒の有無などに関係なく、**平日と休日の睡眠パターンの差が大きければ大きいほど、代謝系の健康問題が多くなっていたのです。**

具体的には、平日と休日で睡眠パターンが違う人ほど、善玉のＨＤＬコレステロール値が低く、中性脂肪や空腹時血糖値が高く、インスリンの効きが悪くなっていました。さらに、腹囲やＢＭＩも、睡眠パターンが違う人ほど大きく、**休日に寝だめをする人ほど肥満傾向にあったのです。**

　こうした結果を受けて、研究グループは、睡眠パターンの違いが代謝系に悪影響を及ぼし、糖尿病や心筋梗塞の発症につながる可能性を指摘しています。このような状況では、血糖値スパイクが頻回に生じているのです。

　休日に寝だめをすると、なぜこうした悪影響があるのでしょうか。おそらく体内時計が乱れることが原因でしょう。その結果、食生活や昼間の活動に影響を及ぼすのです。

　昼前に起きて、結局一日をだらだらと家のなかで過ごし、ほとんど体は動かしていないにもかかわらず食欲だけはあって、カップラーメンや菓子パン、コンビニ弁当などをたらふく食べてしまう。そんな休日を過ごしていませんか？**休日も、いつもと同じような時間に起きて活動して、体のリズムを整えましょう。眠いときには、短い昼寝でカバーすることをおすすめします。**

セルフチェック⑭「タバコを吸う」に✓した

「タバコをやめると太る」という人

タバコの弊害はいろいろなところで言われていますが、食後高血糖ということを考えると、じつはメリットもあります。

タバコを吸っている人が、よく言いますよね。

「タバコをやめると、食べ物がおいしく感じられるようになって、食べすぎる」

「食後のタバコをやめると、口寂しくなって、甘いものを食べたくなる」

たしかにこうした傾向はあるので、タバコが糖質のとりすぎを防いで、食後高血糖の予防に役立っている面はあるかもしれません。でも、ちょっと考えてみてください。食後高血糖がなぜいけないのかといえば、血糖値の変動が血管の老化を進めて、心筋梗塞や脳卒中などのリスクを高めるからです。

では、タバコは？　タバコも、毛細血管の収縮を促して高血圧を引き起こし

たり、動脈硬化を進めます。ということは、「食後にチョコレートを食べるより、タバコを吸ったほうが血糖値は上がらないだろう」なんて言っても、行きつく先は同じなのです。というより、多数の発がん性物質が含まれている、血管の病気だけではなく、COPD（慢性閉塞性肺疾患）やがん、骨粗しょう症など全身の病気のリスクが上がる、スモーカーズフェイスと言われるようにシワが増えて老け顔になりやすいといった害の多さを考えると、やっぱりその弊害は食後のチョコレートのそれを大きく上回ります。

私のクリニックでは、タバコをやめられない人には、血管の検査を受けることをおすすめしています。「喫煙を続けると、血管の老化が進みますよ」と言われてもなかなかピンと来ない方でも、実際に自分の血管が傷んでいる様子を見ると、「やばい！」と危機感をもつようです。**検査を受けられた方の９割が、タバコをやめています。**

「自分は大丈夫」と思っている方も血管の状態を見てみると、怖くてタバコを吸えなくなるかもしれません。

セルフチェック⑮「20歳時より10キロ以上太り、お腹ポッコリ」に✓した

「ここ数年、体重計にのっていない」という人

体重が増えていることはうすうす気づいているから、体重計にのりたくない。ちょっとやせてから体重を測ろう……。

そう思っているうちに、気づいたら5キロも10キロも増えていた、という人がよくいます。若いころにダイエットを成功させた経験がある人のなかには、「このくらいなら、いつでもやせられる」と甘く見て、先延ばしにしているうちに、どんどん体重が増えているという人も。

若いころは一生懸命ダイエットをした人も、年齢を重ねるにつれて、「もういいや」「年だし仕方ない」とあきらめてしまっていないでしょうか。

体重の増加は、見た目だけの問題ではありません。

肥満には「皮下脂肪型」と「内臓脂肪型」の2つのタイプがありますが、特

に「かくれ高血糖」に関連が深いのが、内臓脂肪型の肥満です。下半身太りではなく、お腹がポッコリ出るタイプの肥満のことです。

お腹まわりに内臓脂肪が増えると、インスリンの効きが悪くなるのです。そうすると、いままでと同じようにインスリンが分泌されても血糖値が下がりにくくなるので、食後に血糖値が上がりやすくなります。

だから、**内臓脂肪型肥満**（ポッコリお腹）**の人は、「かくれ高血糖」が多い。**

腹囲が男性で85センチ以上、女性で90センチ以上ある人は要注意です。すでに内臓まわりに脂肪がたっぷりついてしまっています。

ただ、**内臓脂肪は、皮下脂肪に比べて落としやすい脂肪です。食事と運動で減量をめざしましょう。**

ところで、内臓脂肪が蓄積されるとインスリンの働きが悪くなるとはいっても、やせていれば安心というわけではありません。「かくれ高血糖」は、やせている人にも結構かくれているものです。

内臓脂肪はそんなに多くなくても、筋肉がなかったり、甘いものをたくさん食べていたりする人は危険です。スリムな若い女性であっても、かくれ高血糖は他人事ではありません。

❖心臓、肝臓にエイリアン脂肪が

脂肪は通常、脂肪細胞の中にたくわえられていくものですが、内臓脂肪にも皮下脂肪にも入りきらなくなると、心臓や肝臓、筋肉など、本来は脂肪がつかないはずのところにもつくようになります。

それを、「異所性《いしょせい》脂肪」と言います。若いころより10キロ以上太った人は、この異所性脂肪がついていると考えてほぼ間違いありません。

糖質をとりすぎることによって、余った糖質が、脂肪として心臓や肝臓のまわりにも蓄積されてしまうのです。想像しただけでもゾッとしますよね。

でも、現実はもっと恐ろしいのです。異所性脂肪は、いてはいけない場所にいるだけではなく、毒素を出して、その臓器にダメージを与えています。

肝臓のまわりについた脂肪は、肝臓の細胞を弱らせ、「非アルコール性脂肪肝炎」を引き起こします。ただし、自覚症状はあまりありません。気づかずにそのまま放置していると、肝炎から肝硬変、肝臓がんと進行してしまいます。

心臓のまわりについた脂肪は、**「エイリアン脂肪」**とも呼ばれ、心臓に酸素と栄養を届ける冠動脈に毛細血管を伸ばし、毒素をじわじわと送り込んでいます。そして冠動脈の老化を進め、最悪の場合、狭心症や心筋梗塞を引き起こしてしまうのです。たかが脂肪と思いきや、心臓に背後から襲いかかり、命をも狙う恐ろしい存在なのです。

もともとやせていて、大人になってから太った人ほど脂肪細胞が少なく、脂肪をたくわえる場所が少ないため、異所性脂肪がつきやすいと言われています。ただ、**この異所性脂肪も、内臓脂肪と同じように、つきやすいけれど取れやすい脂肪です。**

現実から目を背けて体重計にのっていない人は、まずは現実を知ることが第一歩。エイリアン脂肪に襲われる前に、現実と向き合いましょう。

「健診で血糖値やHbA1cがB判定」だった人

年に1回、ちゃんと健康診断を受けていますか？

健康診断で糖代謝に関する項目は、「空腹時血糖値」と「ヘモグロビンA1c（HbA1c）」の2つ。どちらもすでに何度も登場していますが、ここで改めて説明しましょう。

血糖値というのは、血液中のブドウ糖の量のこと。食事でとった糖質は、ブドウ糖にまで分解され、小腸の入り口から吸収が始まって、血液中に入っていきます。その血液中の糖の量を測っているのが、血糖値です。

ヘモグロビンA1cとは、過去1～2カ月間の血糖値の平均を示すものです。赤血球に含まれるヘモグロビン（酸素を運搬する役割を持つタンパク質）は、血液中のブドウ糖と結合すると、「グリコヘモグロビン」というものになります。

つまりは糖化されたヘモグロビンです。

ヘモグロビン全体のうち、このグリコヘモグロビンがどのくらい含まれているかという割合を調べるのが、ヘモグロビンA1cです。赤血球の寿命は4カ月ほどなので、ヘモグロビンA1cは過去1～2カ月ほどの血糖の状態の平均を表すことになります。それぞれの判定基準は次のとおりです。

●空腹時血糖値
・99㎎／dℓ以下…………「A判定＝異常なし」
・100～109㎎／dℓ…「B判定＝観察」
・110～125㎎／dℓ…「C判定＝要経過観察」
・126㎎／dℓ以上………「D判定＝要精密検査」

●ヘモグロビンA1c
5.5％以下………「A判定＝異常なし」

5・6～5・9%……「B判定＝観察」
6・0～6・4%……「C判定＝要経過観察」
6・5%以上……「D判定＝要精密検査」

このなかで「糖尿病」と判断されるのは「D判定」だったとき。つまり空腹血糖値が126㎎／dℓ以上でヘモグロビンA1cが6・5%以上の場合です。

それ以外のB判定、C判定だった人は、そのときにはショックを受けて、「食事に気をつけよう」「運動しよう」などと思い立つかもしれませんが、治療の対象になるわけではないので、いつの間にか忘れてしまって、だんだん生活も元に戻っていくのではないでしょうか。

でも、空腹時血糖値が100㎎／dℓを超えたり、ヘモグロビンA1cが5・6%を超えたら、「かくれ高血糖」が潜んでいるかもと疑ったほうがいいでしょう。「やや高い」には「やや高い」なりの理由がかくれているはずなのです。

外来で患者さんを診ていると、年末にはヘモグロビンA1cが5・4%くら

いだった人が、お正月を挟んで1、2月に受診されたときには5・8%くらいに上がっていることがよくあります。

それは、お正月に食べすぎてしまったということと、その結果、血糖値スパイクが頻繁に起こっていたことの表れです。

血糖値やヘモグロビンA1cが高めだった人は、「血管年齢検査（加速度脈波検査、脈波伝播速度検査）」や「頸《けい》動脈エコー検査」で血管の状態を調べてみることをおすすめします。

血管年齢検査でわかるのは、血管の壁の硬さです。血管の壁は加齢とともに少しずつしなやかさを失っていくものなので、測定結果から「何歳相当か」を割り出します。頸動脈エコー検査でわかるのは、血管の状態。血管の壁が厚くなっていないか、血管の内腔が狭まっていないか、コブができていないか、それらがどの程度の状態なのかといったことを視覚的に診ることができます。

血管の壁が年齢相当以上に硬くなっていたり、血管内にコブができたりしていたら、すでに血管の老化が加速しているということですが、そこまでいく前の段階もチェックすることが可能です。

それが、「血管内皮機能検査」です。

血管の老化は、血管内皮機能が障害されることから始まります。その最初の一歩を調べるのが、この検査です。

血管内皮機能検査では、腕などを5分間圧迫して血流を妨げたあとで動脈がどのくらい拡張するかを測ります。

血管が拡張しているということは、血管内皮細胞がNO（一酸化窒素）を分泌しているということ。あまり変化がない場合は、血管内皮機能が低下してNOが分泌されにくくなっているということです。

血管年齢検査も、頸動脈エコー検査も、血管内皮機能検査も、どこの医療機関でも受けられるわけではありませんが、痛みを伴う検査ではありませんし、健康保険を利用して受けられます。

「かくれ高血糖リスク」が高い人は、一度受けてみてください。

6章

《池谷式 血糖値クールダウン体操》

食後の３分で、食べちゃった分を“なかったこと”に！

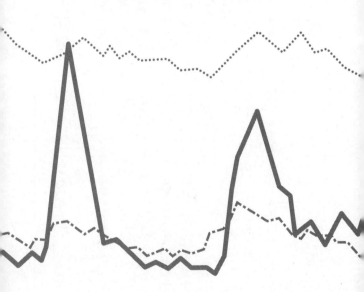

食後30～60分が「ゴールデンタイム」

この本でテーマにしてきた血糖値スパイク、つまり血糖値の変動が、血管を老化させるいちばんの原因です。

スパイクが起きる原因は、食後にグッと血糖値が上がること。急激に上がるから、インスリンが大量に分泌されて急いでむりやり血糖値を下げ変動幅が大きくなる。だから「食後の急上昇をいかに防ぐか」が最大のポイントです。

その方法のひとつは「食べ方を工夫すること」ですが、もうひとつが、「食後に体を動かす」ことです。

「消化に悪いから、食後すぐに動いちゃいけない」というのを逆手にとって、糖を吸収しすぎているのであれば「体を動かして糖の吸収を邪魔してしまえ!」というのが、現代人には合っています。

そうして血糖値の急上昇を防いで、食べてしまった分を〝なかったこと〟にする。それが、この章で紹介する「池谷式・血糖値クールダウン体操」です。
6つの体操を紹介しますが、その前に、食後どのくらいのタイミングで行うのが効果的でしょうか？

ごはん（米）、パン、めん類、スイーツといった糖質は、食べたあと、食道、胃、十二指腸を通過するなかでブドウ糖にまで分解され、小腸から血管へと吸収されていきます。そして、血液のなかでブドウ糖が増えるピーク、つまり血糖値が上昇するピークが、個人差はありますが、食後30〜60分です。

このピーク時に、いかに山の高さを低くするかが大事なので、**食後30〜60分が体を動かすゴールデンタイムです。**

吸収される前に邪魔を入れたいので、遅くとも食後1時間以内。30分も待たなくても、食事が終わったらすぐに動き出してもいいでしょう。

究極を言ってしまえば、食事をしている最中から消化活動は始まっているので、**「食べながら」でもいいくらいです。**

以前、立ち食いスタイルのレストランが大ブームになりました。立ち食いにすることで回転率を上げて、高級食材を安く提供するというのが人気の秘密でしたが、血糖値の急上昇を抑えるという意味でも、じつは良い方法です。

立って食べると、脚の筋肉を使います。それだけでちょっとした運動になるので、行儀は悪いかもしれませんが、食後高血糖予防にはうってつけです。

❖食後1時間は「プラス3センチ大股歩き」

血糖値の急上昇を抑える秘訣は、食後に動くことですが、食べてすぐにハードな運動をするわけにはいきません。交感神経が活性化して、腸の動きを止めてしまうということもありますが、そもそも食べてすぐハードに体を動かそうという気分にはなりませんよね。

なるべく少ない動きで効率よく運動量を稼ごうと思ったら、下半身を動かすことが大事。なぜなら、**筋肉の70%は下半身に集まっている**からです。

理想的なのは歩くこと。

しかも、「いつもよりも3センチ大股」を意識して歩くと、短時間でより運動量を稼げます。

たとえば、会社で昼食をとったあと、必ずお手洗いに行きますよね。そのときにあえて違うフロアのトイレに行き、階段を1段飛ばしで上り下りする。

外に食べに行ったら、職場の反対側のコンビニに寄ってから戻る。

仕事中に間食をしたあとも、必ずトイレ移動をセットにする。

飲んで帰るときには、駅や家まで「3センチ大股」で歩く。

食後1時間以内の移動は、「3センチ大股歩き」を意識してみましょう。

ただ、歩く時間がない、歩くスペースがない、あるいは、家で食事をしたあとわざわざ外に出て歩く気分にはなれないこともあるでしょう（私だってそうです）。そういうときには部屋でできる体操を行い、食べちゃった分をなかったことにしましょう！

次のページから紹介する6つの体操は、どれもその場でできるものばかりです。より手軽にできるものから順に紹介していきますので、その日の気分、その日の食事メニューに応じて選んでください。

座ったまま脚上げ

仕事したりテレビを見ながらいつでもできる！

ひとつめは、イスに腰かけたまま、ただ左右の脚を交互にゆっくりと上げるというもの。動きが小さいので、場所もシチュエーションも選びません。

たとえば、職場で。

この「座ったまま脚上げ」体操は、机の下でこっそり行えば、隣に座る同僚の目も気にならないと思います。それでも心配な人は、ひざ掛けなどを脚全体にかけて行えば、ほとんど目立ちません。

私も、診療の合間にこっそり行っています。食後、大股でトイレに行って、トイレの個室で左右10回行って、また大股で席に戻るというのもいいですね。

脚を上げて下ろすだけのシンプルな動きなので、テレビドラマやニュースを見ながら、もおすすめです。

①座ったまま脚上げ

オフィスでも、人目を気にせずにできる！トイレでもできる

1 イスに座る

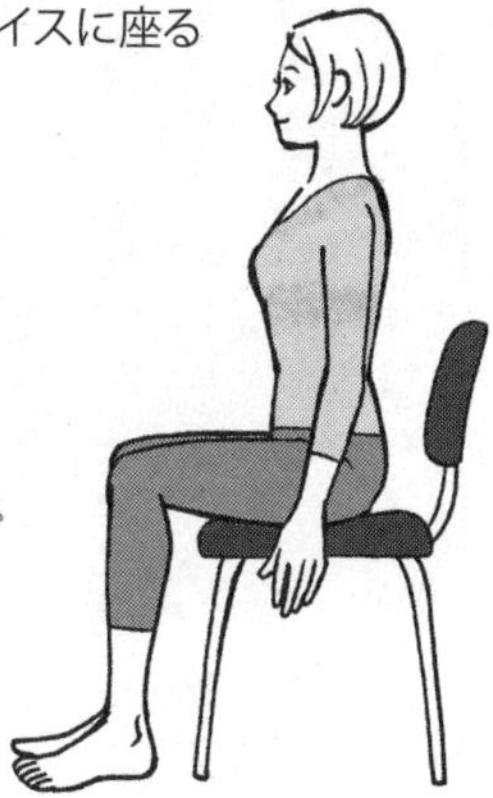

2 座ったまま、右太ももを
2秒かけて
20センチほど持ち上げる

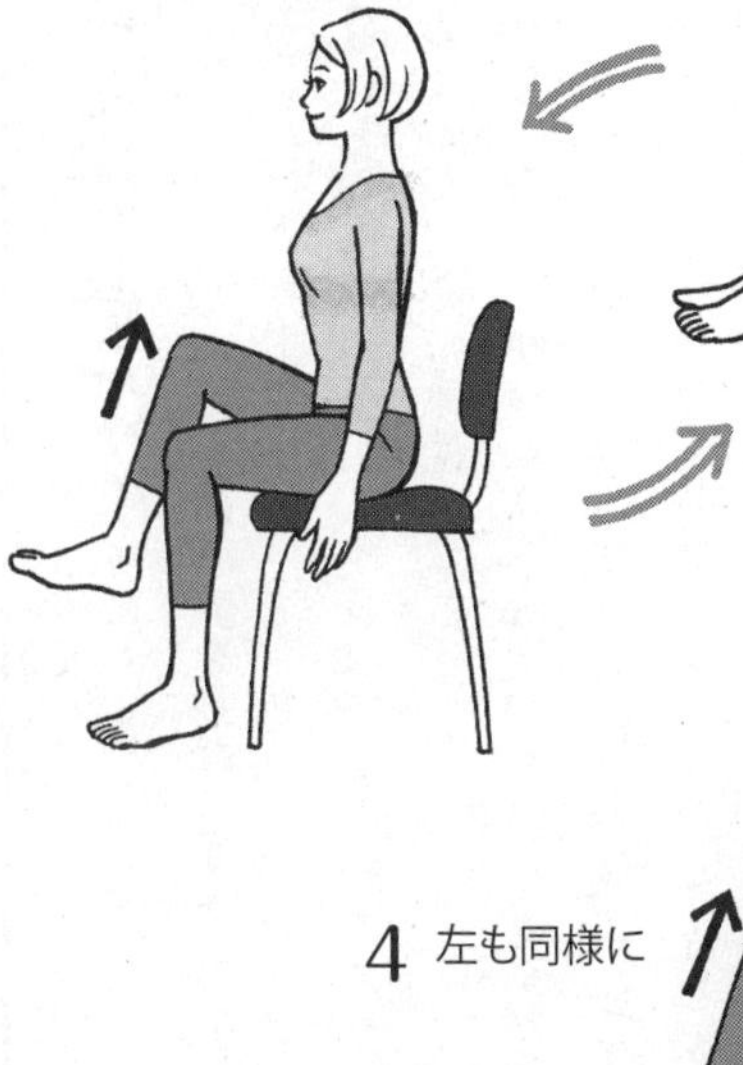

3 1秒かけて
下ろす

4 左も同様に

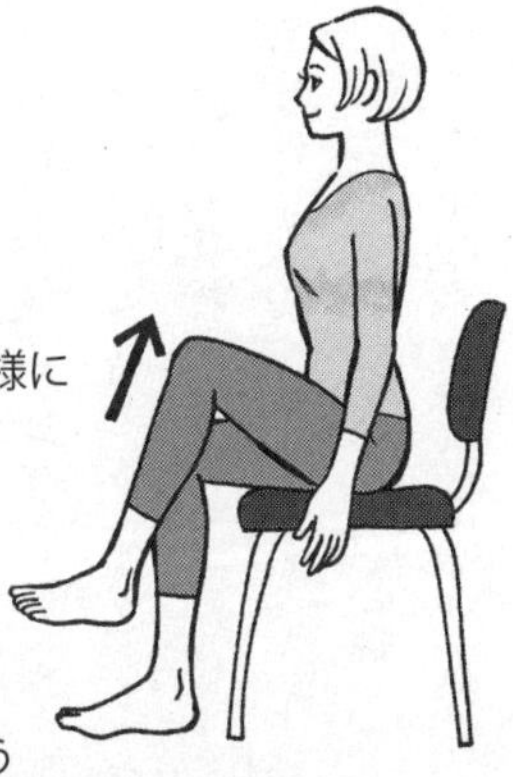

5 1～4を1回とし、10回行う

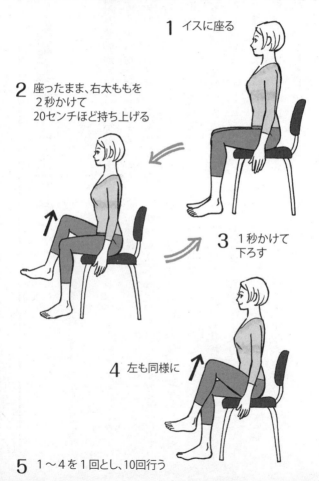

つま先立ち

第2の心臓を動かし血流をスムーズに！

外食後の帰り道に、信号待ちや電車のなか、エレベーターやエスカレーター、駅のホームなどでおすすめなのが、この体操です。

かかとを上げてつま先立ちになってゆっくり下ろす、を繰り返すだけ。超カンタンです。駅のホームのような人が多い場所で、人の目が気になるなら、遠くを見ている振りをしてはどうでしょう？（私はしょっちゅう、そうしています）

家や会社内では、たとえば食後の歯みがきにつま先立ち体操を加える、洗い物をしながら、テレビを見ながら行うなど〝ながら体操〟もおすすめです。

つま先立ちで特に使うのは、ふくらはぎの筋肉。ふくらはぎは「第2の心臓」と呼ばれているように、血流を下から上に押し上げる大事なポンプ役です。意識的に動かしましょう！

②つま先立ち

「第２の心臓・ふくらはぎ」が大活躍！
電車内や駅のホームでもできる

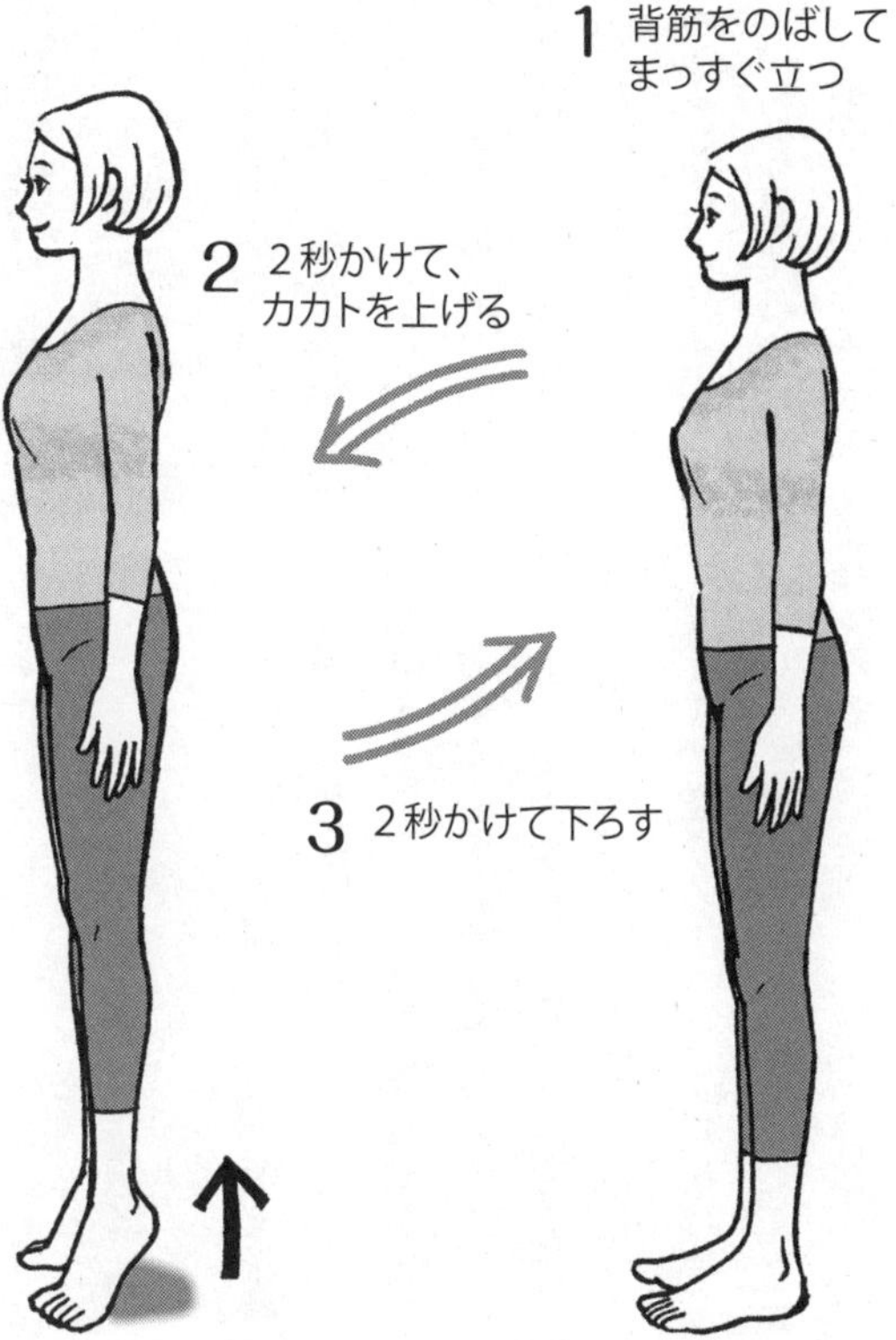
1 背筋をのばして
まっすぐ立つ
2 ２秒かけて、
カカトを上げる
3 ２秒かけて下ろす

4 １～３を１回とし、10回行う

血糖値クールダウン体操③

座ったゾンビ

リラックス&運動効果の一石二鳥!

つま先立ちでその場で足踏みをしながら、だらりと垂らした両腕を前後にぶらぶら揺らす――。私が考案した元祖「ゾンビ体操」です。

名前の由来は、見た目から。普通のウォーキングの3倍の運動量があり、リラックス効果もあるので、自信を持っておすすめできる運動です。

このゾンビ体操を、食後に座ったままできるようにしたのが、「座ったゾンビ」です。「あー、少し食べちゃったな」というときに、「こんなはずじゃなかった!」という気持ちを込めて、子どもが「イヤイヤ」をするように手足をバタバタと動かしましょう。大事なのは、食べたものをちゃんと思い浮かべて、エネルギーに変わって消えていくようなイメージを持つこと。いつもの2倍食べてしまったら、そのことを反省しながら、いつもの2倍の時間、バタバタしましょう。

③座ったゾンビ

イスに座り、子どもが「イヤイヤ」をするように左右の肩を交互に前に出す。同時に、ひざから下を交互に前後させる。右肩と左足が同時に前に出るように。

1 イスに座る。背筋を伸ばす

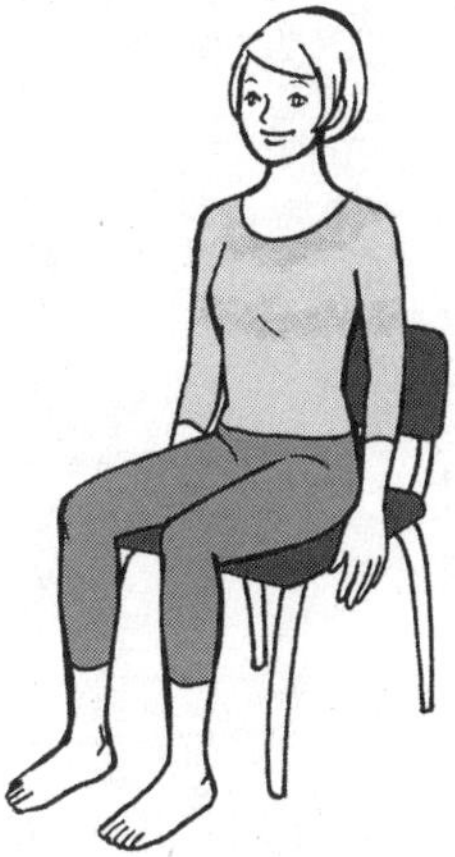

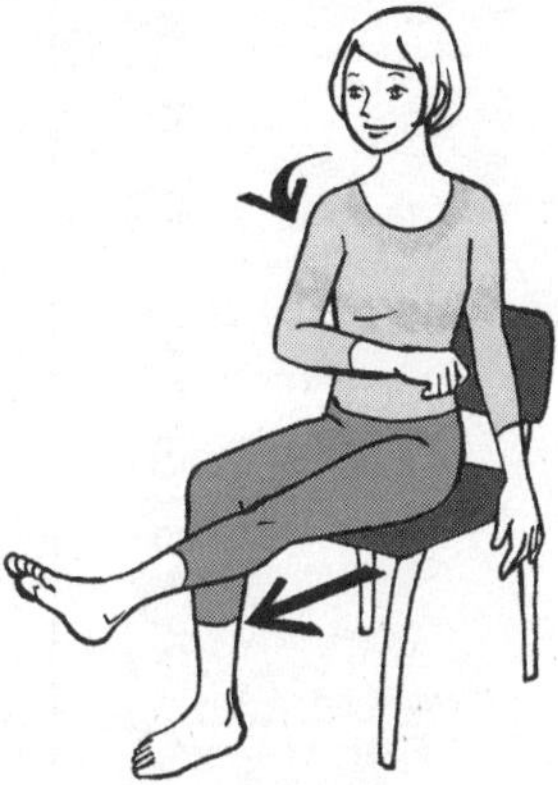

2 右肩と左足を同時に前に出す。
左足は、ひざをまっすぐ伸ばす

3 左肩と右足を同時に前に出す

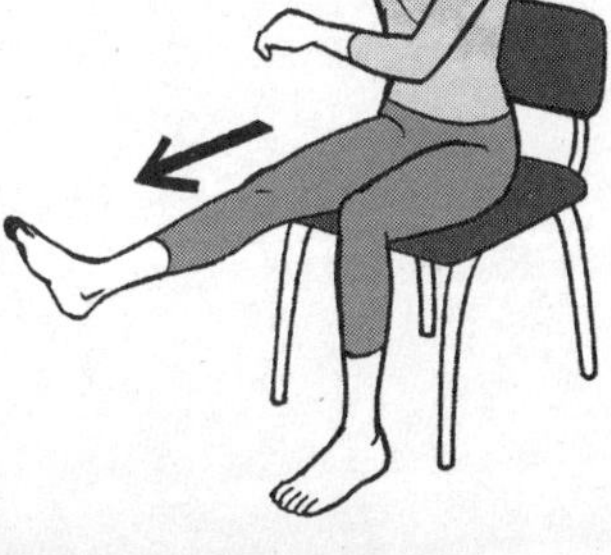

2と3を交互にやる

4 1～3を1回として、30回×5セット行う

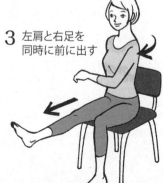

座ったままザンゲ

食べちゃった分を〝なかったこと〟に！

「あー食べすぎちゃった！」というときに、もうひとつおすすめしたいのが、「座ったままザンゲ」です。

「つい自分に負けて、ちょっと食べすぎちゃいました」という懺悔《ざんげ》の気持ちを込めて、「ごめんなさい」と謝るように上半身全体を前に倒します。そのとき同時に片足も上げるというもので、インナーマッスルも鍛えられます。

「座ったゾンビ」も「座ったままザンゲ」も、さすがにオフィスの自分の席で行うのは、人の目もあるので難しいかもしれませんが、ある程度スペースにゆとりのある個室トイレなら、気兼ねなく体を動かすことができるでしょう。

大股歩きでトイレまで行って、ゾンビやザンゲで食べすぎちゃった分を〝なかったこと〟にしましょう。

④座ったままザンゲ

テレビを観ながらでもできる！

1　イスに座り、背筋を伸ばす。
両手をバンザイする

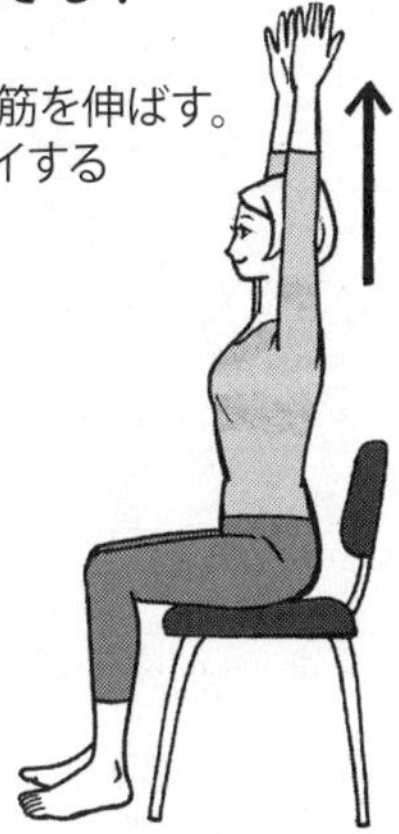

2　息を吐きながら３～４秒かけて
上体を前に倒す。
同時に、右太ももを20センチほど
持ち上げる

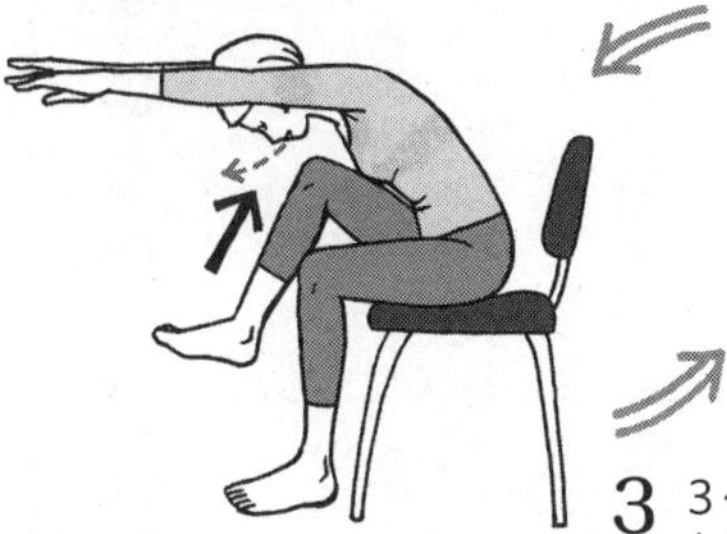

3　３～４秒かけて
上体を戻しながら、
太ももを戻す

4　次に、上体は同じ動きで、
左太ももを上げる

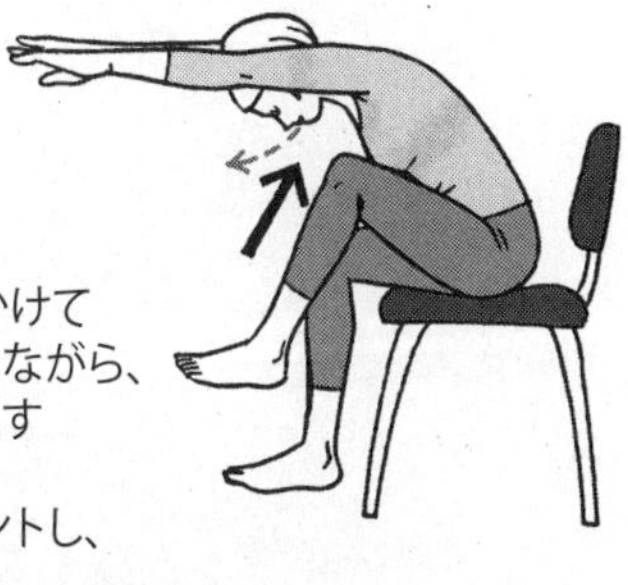

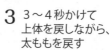

5　３～４秒かけて
上体を戻しながら、
太ももを戻す

6　１～５を１回とカウントし、
10回行う

血糖値クールダウン体操⑤

座ったままひじ・ひざタッチ

インナーマッスルも腸も元気に！

次は、少し動きが大きくなりますが、「座ったままザンゲ」とは違って、テレビを見ながらでも行いやすい体操です。

座ったまま、右ひじと左ひざ、左ひじと右ひざを交互に近づけます。下腹部を意識して、お腹を凹ませながら行うとより効果的。インナーマッスルも鍛えられます。

上半身をひねる動作が入るので、腸が心地よく刺激され、腸の動きを止めることなく、食後の血糖値の上昇をゆるやかにしてくれます。

イスに座ったままゆっくりとリズミカルにやれば、ドラマを見ながらでも、大事なシーンを見逃すことはないと思いますよ。

⑤座ったままひじ・ひざタッチ

お腹の引き締めにも効果バツグン！

1 イスに浅く座って、背筋を伸ばす。
右ひじを直角に曲げる。
左ひざも直角に。
右ひざは軽く伸ばして
かかとを床につける

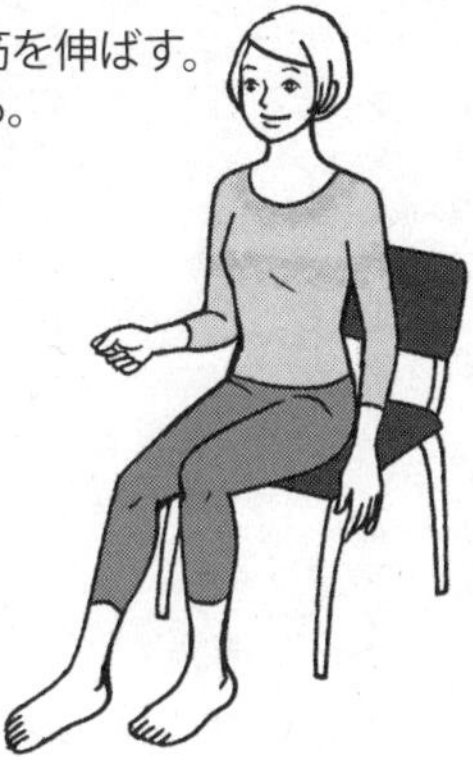

2 息を吐きながら、右ひじと
左ひざを近づけタッチする

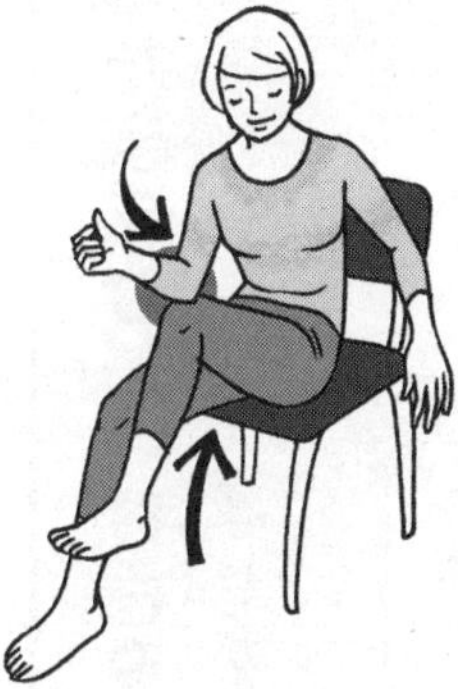

3 息を吸いながら、
戻す

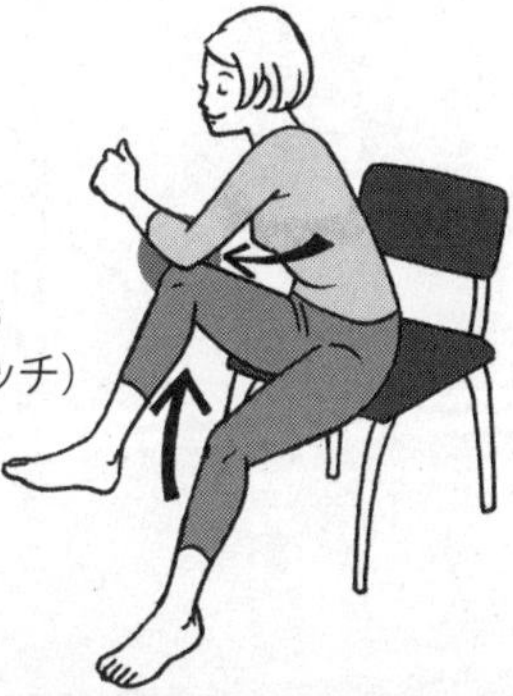

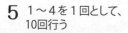

4 同じ動きを逆側で行う
（左ひじと右ひざをタッチ）

5 1～4を1回として、
10回行う

寝たままひじ・ひざタッチ

ゴロ寝しながら〝なかったこと〟に！

ごはんを食べて、満腹になって、ついゴロ寝——。すっかり満腹になったときほど、ゴロンと横になりたくなるもの……ですが、血糖値のことを考えるとNG行動です。

ただ、「食後こそ歩く」が基本とはいえ、つい横になる誘惑に負けてしまうときもありますよね。

そんなときのために、ゴロ寝のままできる体操も考えました。先ほどの「座ったままひじ・ひざタッチ」の「寝たままバージョン」です。

この体操は夕食が遅くなった日にもおすすめ。

食事が終わってすぐに布団に入るのはそもそも避けたい行動ですが、どうし

⑥寝たままひじ・ひざタッチ

寝ながら血糖値を下げられる！

1 あおむけに寝る。背筋を伸ばす。
右ひじを直角に曲げる。
左ひざも直角に。
右ひざは伸ばしたまま
（かかとを床につける）

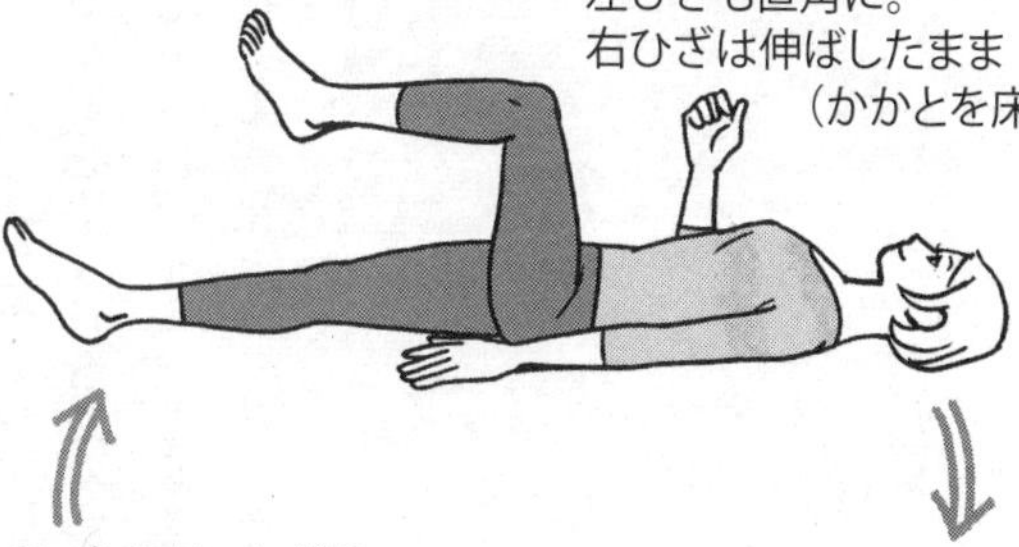

3 息を吸いながら、
戻す

2 息を吐きながら上体を起こし、
右ひじと左ひざを近づけタッチする

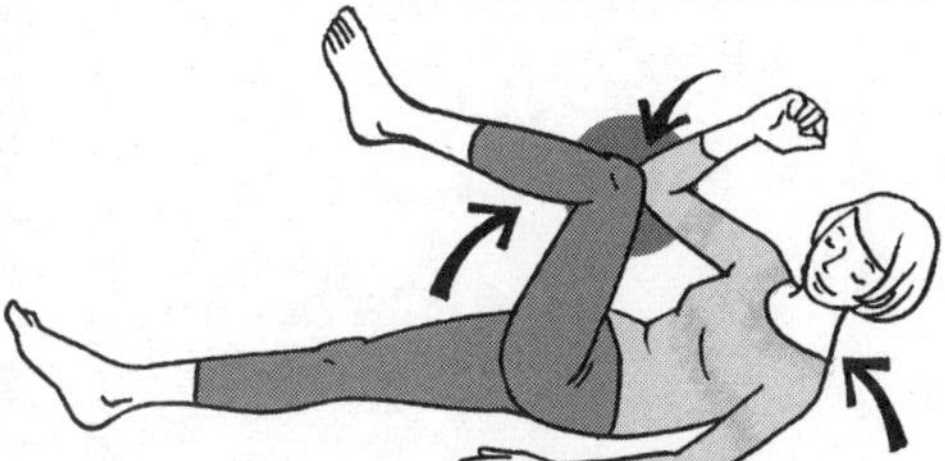

4 同じ動きを逆側で行う
（左ひじと右ひざをタッチ）

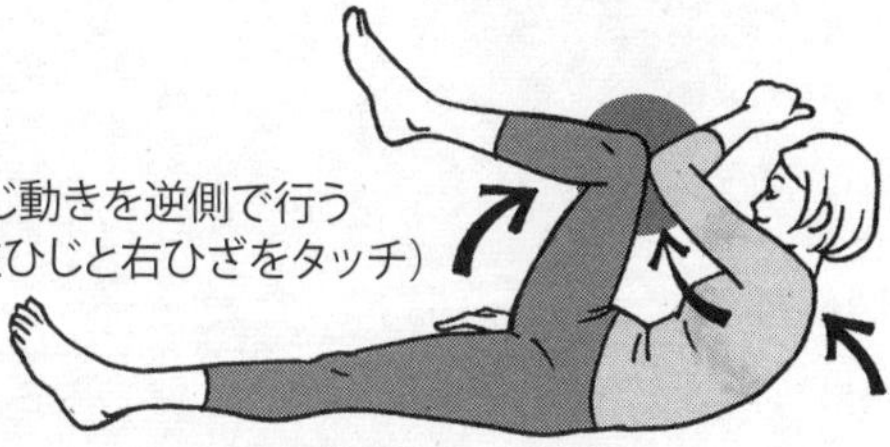

5 1〜4を1回として、10回行う

てもそうなってしまう日もあるでしょう。

そんなときには、そのまま寝るのではなく、ベッドで「寝たままひじ・ひざタッチ」をして、ほどよく体を動かしてから眠りにつきましょう！

7章

《誌上クリニック》

「かくれ高血糖」の疑問に答えます

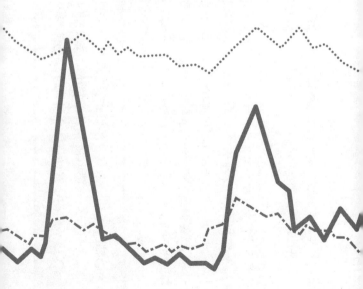

Q1 ふだんは「血糖値の急上昇」を避けるように気をつけていますが、たまに好きなものを食べたくなります。「ふだんはガマン、日曜日は解禁日」という考え方はOK?

「好きなものを食べたい」というとき、ありますよね。

ダイエットでも、ずっと我慢するのは続かないので「チートデイを設けましょう」などと最近よく言われます。チートは「ごまかす」の意味で、チートデイは「ごまかす日」、好きなものを食べる日のことです。

私も、イタリアンのお店に行ったらアンチョビポテト（いもなので、完全に糖質メニューです）とか頼んじゃいますし、コースやランチセットについているデザートも美味しくいただきます。

また、ふだんは油には気を使っているので、4章でお伝えしたとおり、加熱調理にはオリーブオイルを使い、そのほかではEPA、DHA、オメガ3系の油を積極的にとり、オメガ6系の油は控えるようにしています。だから、外食もお惣菜もなるべく揚げ物は避けていますが、たまに、コンビニのコロッケが食べたくなって食べるときもあります。

ただし、チートデイではなく、「チートタイム」にしています。

我慢してばかりは続かないとはいえ、

「今日は1日、好きなものをたらふく食べよう！」はやりすぎです。

だから、時間限定のチートタイム。

そして、**チートタイムでも毎日は絶対にダメですし、週に2、3回でも多すぎます。週1回までと決めています。**

なおかつ、

「今日はゴルフで体を動かしたから、ご褒美にコロッケを良しとしよう！」

「いつもより30分長くウォーキングをしたから、今日はケーキを食べよう！」

など、**必ず「良いこと」とセットにしています。**

食品メーカーの方や洋菓子店に勤務されている方など、なかには仕事柄、どうしても「糖質をたくさんとる日」がある方もいらっしゃるでしょう。仕事で試食をするときには、「何を食べるか」は選べませんよね。

そういう方にとっては、その「仕事で糖質をとる日」がチートデイ、チートタイムです。

「今日は仕事でけっこう食べたから、明日は控えよう」

「今週は試食が続いたから、週末は糖質少なめのメニューにしよう」

などと考える方もいるかもしれませんが帳尻は1日のなかで合わせましょう。

「今日は試食がある」「今日は仕事で糖質多めになりそう」ということは、事前にわかりますよね。だから、朝から糖質を控えた食事にするのです。たとえば、野菜ジュースだけ、青汁だけ、ヨーグルトだけなど。

夜も野菜メニューと魚料理など、糖質は極端に減らして、**その日のうちにバランスをとってしまいましょう。**

Q 2 リモート勤務で運動不足になりがちです。ストレスから「ドカ食い」や仕事中の「ダラダラ食い（甘いもの）」がやめられません。

「アドバイスを」ということであれば、「買わない」がいちばんです。

目の前にあると、つい手が伸びてしまうもの。

なおかつ、糖質は麻薬のようなもので、甘くて美味しいので一口食べると脳が「もっと食べたい！」と欲してしまいます。だから、「やめられない、とまらない」の、あのコマーシャルのように、食べはじめるとなかなかやめられず、ダラダラ食べてしまうのです。

私も、ポテトチップスを食べだしたら、袋が空になるまで食べてしまいます。「このくらいでやめておこう」と、一旦は輪ゴムで縛るのです。でも、気づいたら開けちゃっている。

アーモンドチョコレートにしても、最初は1個か2個でやめようと思うのですが、つい、ひと箱食べてしまいます。


だから、一口目をいかに我慢できるか、にかかっています。

つまりは、お菓子を買わないこと。あると食べたくなって、一口食べるとつい食べすぎてしまうことはわかっているのですから、最初から買わないのがいちばんというより、唯一の「ドカ食い」「だらだら食い」の回避法なのです。

私自身も、もともと甘いものが好きで、食べはじめるとやめられなくなることがわかっているので、買わないようにしています。

どうしても「今日は甘いものが食べたい」というときには、3章でも書いたとおり、ごはん・パン・めん類などの主食を減らして、その減らした分の代わりに食べます。〝糖質枠〟を甘いものに譲るわけです。

ただし、毎回この方法はおすすめできないので（多くても週2、3回までに！）、糖質枠を甘いものに使うときには「本当に食べるべき価値のあるお菓子か」どうか、ちょっと考えてからにしましょう。

仕事中、小腹が空いたときには、私は93ページで紹介した「蒸し大豆&ヨーグルト」のほか、カップスープを飲んでいます。お腹が空いたままでは、その後のドカ食いにつながりやすいし、集中力も削がれるでしょう。

何かお腹に入れたいけれど、甘いものを一口食べると、ついだらだらと食べすぎてしまう……。その点、カップスープなら、適度な甘みがありつつ、一杯飲めばほっと一息つけて満足します。

種類も豊富なので、その日の気分で選べるように、いくつかストックしておくのもいいですね。それに、カップスープであれば、お湯を注ぐだけなので、職場でも用意しやすいのではないでしょうか。

Q3

あまり外出しない生活をしていると、食べることが貴重なストレス発散になります。「巣ごもりに最適！　体に良くて気分がアガるメニュー」、教えてください。

最近、糖質オフのパンやスイーツが増えています。

たとえば、ローソンでは以前から「ブランパン」という、食物繊維を多く含む小麦の外皮（＝ブラン）を使った低糖質パンが売られています。このブランシリーズ、じつはパンだけではありません。バウムクーヘンやマドレーヌ、スコーンなど、低糖質のスイーツもあります。

また、ビフォー・アフターのコマーシャルでおなじみのライザップからは、高たんぱく質・低糖質のチョコレート菓子やゼリー飲料などが出ていて、コンビニなどで売られています。

それから、最近買って食べて「お！」と思ったのが、「ＢＡＳＥ ＦＯＯＤ（べースフード)」という商品です。

「1食分で、1日に必要な栄養素の3分の1がとれる」というコンセプトで、1食分のパン(ベースブレッド)やパスタ(ベースパスタ)に、たんぱく質、食物繊維、ビタミン・ミネラルなどがバランスよく含まれているのです。〝積極的にとりたい油〟のオメガ3系脂肪酸まで含まれています。

「意外にも」と言っては失礼ですが、味も美味しく、腹持ちもよかったので、忙しいときや、糖質を気にしつつもパン、パスタが食べたくなったときにはおすすめです。たとえば、卵とトーストを食べるよりも、このベースブレッドを1個食べたほうが、手軽でバランスの良い食事になります。

以前は低糖質の間食と言えばナッツやチーズが定番でした。でも、「気分が上がるメニュー」かというと、ちょっと物足りなさがあるかもしれません。

最近では、もともとは「糖質食」と言われていたものでも低糖質のものが出て、しかも味も美味しくなっているので、いろいろ試して、気に入ったものをストックしてはいかがでしょうか。私は、ブランパンを冷凍してあります。

Q4

「アルコールは少量でも体に悪い」と聞いたことがあります。一方で「百薬の長」とも言われます。どちらが正しいのでしょうか？

アルコールに対する考え方は、最近、私のなかでちょっと変わりました。

・飲んだ翌日に体調が悪くならない
・朝の目覚めも良くて、二日酔いにならない
・夜もよく眠れる
・胃腸の調子も良くて、健康診断の血液検査で肝機能に障害がみられない

この条件をすべてクリアしているなら、毎日飲んでいても、その人にとっては「適量」なのかもしれないと考えるようになりました。というのは、毎日飲

んでいるものの、血液データも体調も全く異常のない人がいるのです。そういう人たちを見ていたら、頭ごなしに「お酒はダメ」とは言えなくなりました。一日の終わりに晩酌を楽しむ生き方も悪くないな、と。

4章でも紹介したとおり、たしかに「適量」と言われる量はありますが、それは、まったくお酒が飲めない人、多少は飲めるけれどすぐに顔が赤くなる人など、いろいろな体質の人を含めた統計上の適量です。

そもそもお酒では、基本的に血糖値は上がりませんし、太りません。

「ビール腹」と言いますが、ビールで太るわけではなく、ビールと一緒に食べているポテトやめん類、揚げ物などで太るのです。ビールをはじめ、醸造酒は糖質を含むとはいえ、気にするほど多くはありません。それよりも、**つまみに含まれる糖質のほうがよっぽど問題。**

お酒好きの人は、つまみに十分に気をつけて飲んでいただければ問題ないでしょう。ただ、**血液検査で肝機能や中性脂肪の値が悪くなってきたり、以前より酔いやすくなったり二日酔いになりやすくなったら、やっぱり控えましょう。**

Q5 フルーツが大好きです。果糖は血糖値を上げないというのは本当でしょうか。おすすめのもの、避けたほうがよいものはありますか？

フルーツに多く含まれる糖質の「果糖」は、ブドウ糖とは異なり、血糖値はほとんど上げません。それは事実です。

また、フルーツには食物繊維やビタミン、ミネラルも豊富ですから、ふつうのお菓子を食べるよりは栄養バランスは良いでしょう。

ただし、**果糖はブドウ糖よりも体内で中性脂肪に変わりやすいので、果糖を多くとると太ります**。なおかつ、脂肪になりやすいということは、メタボになりやすいということ。メタボになりやすいということは、インスリンの効きが悪くなりやすいので、結局は食後高血糖や糖尿病につながります。

だから、食べすぎてはいけません。

もしも好きなフルーツがあって、たとえば食後にリンゴを1個食べる、みかんを1個食べるといったことが定番になっている人は、一度、血糖値を測ってみるといいでしょう。食べたあと、1、2時間後に血糖値を測れば食後高血糖の有無がわかり、そのフルーツと自分の体との相性がわかります。いつもの量で血糖値が上がっていたら、ちょっと食べすぎということ。控えましょう。

フルーツのなかにも糖質の多いものもあれば、少ないものもあります。糖質が多いのは、やっぱり甘みの強いフルーツです。具体的には、**柿、桃、メロン、スイカ、バナナ**など。

逆に糖質少なめでおすすめのフルーツは、爽やかな酸味のある**柑橘系**や**キウイ、イチゴ**など。**ブドウ**も、酸味のあるものならそれほど血糖値は上げません。なかでも**キウイは、中性脂肪値を下げる働きがあり、おすすめです。**

フルーツのおすすめの食べ方は、無糖ヨーグルトと一緒に食べること。フルーツだけだとつい食べすぎてしまうので、ヨーグルトにトッピングすると、満足感が増し、血糖値も上げません。

Q6 ジョコビッチ選手で話題になった「グルテンフリー」は、本当に体に良いのでしょうか？

グルテンとは、小麦に含まれるたんぱく質のこと。

グルテンフリーは、小麦を避ける食生活です。テニスプレーヤーのジョコビッチ選手が実践して体質改善に成功したということで話題になりました。

でも、ジョコビッチ選手がグルテンフリーを実践して健康になったのは、グルテンアレルギーだったからです。逆に言えば、グルテンアレルギーではない人にとっては意味がありません。

日本人の場合、グルテンアレルギーは少ないので、あまり神経質になる必要はないでしょう。

少なくとも、私はまだ一人もグルテンアレルギーの人を診たことがありません。医者になって30年以上が経ち、その間に一人だけ、グルテンアレルギーを疑って検査をしたけれど違ったという方はいましたが、実際にグルテンアレルギーだった方は、まだゼロです。

そのくらい、日本人にとっては稀なのです。

グルテンアレルギー体質ではないのに小麦を控えたところで、体調が良くなったり、健康になったりすることはありません。

ですから、ほとんどの日本人にとっては、グルテンフリーは関係のない健康法です（グルテンアレルギーが疑われる方は、検査を受けられることをおすすめします）。

Q7 タンパク質はたくさん食べても太らないと聞きました。好きなだけ食べてもいいのでしょうか?

タンパク質も、限度を越して食べすぎればやっぱり太ります。ですから、好きなだけ食べているうちに太ったのであれば、減らしましょう。

ただ、糖質や脂質に比べて太りにくいのは事実です。ごはんやパン、めん類といった糖質は、中性脂肪として体内に溜まりやすいので太りやすい。一方タンパク質は、糖質に比べると中性脂肪になりにくいという特徴があります。

また、脂質はカロリーが高いので、やっぱり太りやすい。1gあたりのエネルギー量は、タンパク質と糖質は4キロカロリーなのに対して、脂質は9キロカロリーあります。同じ量を食べれば、脂質がいちばん高カロリーなのです。

また、タンパク質は、そんなにたくさん食べることはできません。ごはんやパン、めん類、あるいは甘いものなら、「いくらでも入ってしまう」人もいるかもしれませんが、タンパク質の場合は、そうはいきません。ですから、タンパク質ばかり食べすぎて太ったという人はいないと思います。

たとえば、タンパク質をとろうと肉をたくさん食べていたら太ったという人は、タンパク質のとりすぎが原因ではなく、たれやソースをたっぷりつけているといった「食べ方」のほか、「タンパク質だけではなく動物性脂肪もたくさんとっていた」ことのほうが問題なのです。

その解決策のひとつは4章で説明したとおり魚を食べることですが、もうひとつのおすすめは**「大豆ミート」**です。大豆ミートとは、大豆の植物性タンパク質からつくられた「お肉もどき」のこと。食感や味わいは、まさに肉です。

冷凍タイプや乾燥タイプの大豆ミート、あるいは大豆ミートを使ったから揚げやハンバーグといったレトルト食品、お惣菜も、最近ではスーパーやコンビニで見かけるようになりました。こうした大豆ミート食も、タンパク源にとりいれてはいかがでしょうか。

Q8 「かくれ高血糖」を防ぐために、食後に体を動かしたほうがいいと聞きました。お風呂に入ることも、運動になりますか？

食べてすぐに寝るよりは、入浴を挟んだほうが、いい運動になるとは思います。でも、ふつうにお風呂に入るだけでは消費カロリーも糖の消費も、期待するほど多くありません。

6章でご紹介した「血糖値クールダウン体操」を行ってからお風呂に入るなど、入浴ついでに体を動かしましょう。

あるいは、湯船のなかで体を動かすのもいいのですが、入浴中はのぼせやすいので、ちょっと注意が必要です。

やっぱり入る前に体を動かして、じんわりかいた汗をお風呂で洗い流すのがいちばん気持ちいいと思います。

Q9

筋トレが好きです。「食後30～60分後の運動が効果的」ということなので、食後にしようと思います。激しいのはNGだと思いますが、どの程度ならいいでしょう？

これは、個人差があります。たとえば、テニスの試合などを見ていると、あんなに激しい運動をしながらも、セット間の休憩にバナナやエネルギーバーなどを食べていますよね。

食後の運動がいけないわけではありません。「食後の30～60分がゴールデンタイム」とお話ししたのは、胃腸の動きが少し抑えられ、糖の消化を邪魔することで食後高血糖を防げるからです。

ただ、胃もたれを起こしたり、食べたものを吐きそうになったりしたら、やりすぎです。

気分が悪くならない程度の運動、筋トレにしましょう。

Q 10

家族に糖尿病の人間はいません。家系的に、血糖値が上がりやすい体質ではないと考えていいでしょうか？
それとも、甘いもの好きの私はキケンですか？

体質的に太りやすい人、太りにくい人がいるように、血糖値も上がりやすい人、上がりにくい人がいます。

両親や祖父母といった血縁に糖尿病の人が多い場合、生まれ持った体質として血糖値が上がりやすいもの。そういう人たちは、同じものを食べても、血糖値の上がり方がまったく違います。

本人の生活習慣だけが原因ではなく、「家系的に食後高血糖になりやすい」人はたしかにいます。

ただその一方で、家族に糖尿病の人がいなければ、血糖値が上がりやすい体質は持っていないかというと、必ずしもそうではありません。

特に日本人は、総じて血糖値が上がりやすい人種なのです。

糖尿病は自覚症状がほとんどありませんし、血糖値にしても、「糖尿病」と判断されるほど高くはなくても正常の範囲は超えているという「境界型糖尿病＝糖尿病予備軍」の人はたくさんいます。

そういう人は、血糖が正常ではないことを自覚していないことが多いので、「自分は糖尿病ではない」「血糖値は高くない」と思っているでしょう。そういう〝なんちゃって正常者〟は多いのです。

そもそも糖尿病で治療を受けているのであれば、家族に話すかもしれませんが、健康診断で血糖値がやや高くても家族に伝えないのではないでしょうか。

このように、家族に糖尿病の人はいないと思っていても、〝なんちゃって〟かもしれません。自分自身で調べてみないとわからないので、食後の血糖値を測ってみましょう。

Q 11 ガンコな肩こりと、しつこい冷え性に悩まされています。「かくれ高血糖」と関係あるのでしょうか？

肩こりに悩む人はとても多いです。健康に関する調査を行うと、女性でもっとも多い悩みが肩こりなのです。

肩こり解消には、もちろん体を動かす、ストレッチをすることも大切。**たとえば、「背中に谷間をつくる」と言っているのですが、肩甲骨をギューッと真ん中に寄せるだけでも、凝り固まった筋肉がゆるんで肩こりに効果的です。**

冷え性の悩みも、とても多いですよね。特に女性に多い訴えです。

冷え性になる原因はいくつかありますが、食事が不十分なために体を冷やしてしまっている人もいます。

必要なエネルギーをとって、エネルギーを燃やすという行為をしていないために体が冷えている人はけっこう多いのです。

たとえば、ケーキだけ、プリンだけなど、甘いものだけで1食をすませてしまうことがありませんか？

東洋医学では、甘いものは体を冷やすと言われます。

甘いものばかりを食べて、体をつくるタンパク質が不足していると、体が冷えやすくなります。さらに、運動不足でエネルギーを燃やす行為をしていなければ、なおさらです。

ところで、いま、冷えの原因として挙げた「甘いものを食べすぎている」「タンパク質が足りない」「運動をしていない」――と言えば、「かくれ高血糖」と共通していると思いませんか？

そうなのです。

こうした背景で生じている冷えの場合、「かくれ高血糖」のリスクも大です。

タンパク質をあまりとらずに甘いものばかり補給して運動もしなければ、筋肉がなくなります。そうすると余った糖を処理しきれなくなり、血糖値が上がるのです。

手足が冷えて、夜眠れない。

通勤中、靴のなかで足の指先が冷える。

オフィスで自分だけ寒がっていて、ストール、ひざ掛けが欠かせない。

冷えに悩んでいる人は、体を冷やす甘いものは控えて、タンパク質をはじめとしたエネルギーをちゃんととって、そのエネルギーを燃やす運動をしてください。

ごくごくシンプルで当たり前のことですが、冷えの解消にいちばん役立つとともに、血糖値の急上昇も抑えてくれます。

6章で「下半身を中心に体を動かすことが、血糖値スパイクを防ぐ」と、池谷式の血糖値クールダウン体操を6つ紹介しました。

あの体操は、じつは冷え性の改善にも役立ちます。

「かくれ高血糖」も「冷え」も両方気になる人は、一石二鳥なので、ぜひ実践してください。

Q12 睡眠薬を常用しています。不眠症も「かくれ高血糖」と関係ありますか？

睡眠薬や安定剤を定期的に処方してもらっている人はけっこう多いです。成人の20人に1人が睡眠薬を日ごろから使っていると言われています。そのなかには、睡眠薬が本来は必要のない人もかなり含まれていると思います。

「7～8時間連続して眠らなきゃ」と思い込んでいるために、寝つきが悪い、夜中に起きる、朝方早めに目が覚める……といった理由で睡眠薬に頼る人は多いのですが、夜中に何度か起きたり、多少寝つきが悪かったり、朝早めに目が覚めたとしても、翌日、昼寝を少しすればふつうに過ごせるのであれば、睡眠の質は必ずしも悪くありません。

布団に入る時間が早すぎて、本来眠気が起こらない時間帯に寝ようとするため、寝つけなくて入眠剤（作用時間が短い睡眠薬）に頼ってしまう人もいます。

睡眠薬や安定剤を飲んで眠った翌日は、昼間のパフォーマンスが下がりませんか？　睡眠薬や安定剤は翌朝まで残ることがあるからです。昼間の活動が低下すれば血糖の異常につながるので、睡眠薬や安定剤を使っている人は「かくれ高血糖」の可能性ありです。

さらに、睡眠薬を飲まなければ眠れない、安定剤を飲まなければ安心できない人たちは、ストレスにさらされていることが多いものです。睡眠薬や安定剤を飲んでいるだけではなく、ストレスを発散するために甘いものを食べたり、炭水化物を食べすぎたりしていませんか？

そういう意味でも「かくれ高血糖」のリスク大です。

ストレスは、体を動かすことで解消しましょう。昼間の活動が増えれば、夜、眠りやすくなります。

翌日にふつうに過ごせるのであれば、睡眠は十分に足りています。安易に睡眠薬や安定剤に頼らないようにしましょう。

Q13 降圧剤、コレステロールを下げる薬を飲んでいます。高血圧や脂質異常症の陰には、「かくれ高血糖」が潜んでいると考えたほうがいいのでしょうか?

「かくれ高血圧」「かくれ脂質異常」の予防・改善策は、「かくれ高血糖」対策と基本的には同じと紹介したように、高血圧や脂質異常症、糖尿病を引き起こす悪しき生活習慣は共通しています。

これは、血糖値スパイクを繰り返して蓄積した内臓脂肪が引き起こすインスリン抵抗性は、血糖だけではなく、血圧や脂質の代謝にも影響を与えるからです。そのため、**食べすぎ、飲みすぎで運動不足の人であれば、どれかひとつを持っている場合、ほかの病気も持っていることが多いのです。**

ところが、高血圧や脂質異常症の治療を受けている人は、「血圧をコントロールすれば動脈硬化が進まない」「脂質異常をコントロールすれば動脈硬化が進まない」と思い込んで、それだけを注意しがちです。**たとえ血糖が高めでもスルーされていることが多い。**それは、医者側も同じです。

私の診療所では、高血圧の治療をしている人も血圧だけでなく、必ず血管年齢もチェックするようにしています。もちろん脂質異常でも同じです。

血圧は良くなったけれど血管年齢は良くならないというときには、その背景に何か原因があるのです。そうやって診ていると、食後高血糖が隠れていた、ということがよくあります。

降圧剤やコレステロールの薬を飲んでいる人は、食後高血糖が合併しているのを見落としていませんか？

血圧やコレステロール値の異常ばかりに目を奪われて、ヘモグロビンＡ１ｃが多少高くても「ちょっと高いけれど、この程度なら大丈夫」と放置していたら、じつは食後にはスパイクが起こっていたということも。

血圧やコレステロールを薬でコントロールしている人に限って、「かくれ高血糖」を放置していることが多々あります。

Q14 妊娠、出産を経てヘモグロビンＡ１ｃが少し上がりました。正常範囲なら大丈夫でしょうか？

妊娠中というのは、じつは「かくれ高血糖」の危険がいっぱいです。

そもそも妊娠中は、血糖値が上がりやすい。「妊娠糖尿病」といって、妊娠中はホルモンの変化から血糖値を上げやすくなったり、インスリンが効きにくくなったりして、ふつうよりも血糖値が高くなることがあるのです。

妊婦さんが高血糖になると、お腹の子も高血糖になるため、巨大児になったり、逆に子宮内での発育が遅れたり、生まれたあとに低血糖症になったり……と、母体だけではなく胎児や生まれたあとの赤ちゃんにもさまざまな悪影響を及ぼす可能性があります。

そのことはよく指摘されますが、妊娠中の危険はそれだけではありません。

妊婦さんを取り巻く環境が、血糖値スパイクを起こしやすくしているという側面もあります。

「しっかり食べなさい」とか、「動かなくていいよ。休んでいて」とか、妊婦さんには世間が甘いですよね。もちろん優しさは大切。ただ、本人も、「妊娠中は体重がどんどん増えるもの」と思い込んでいたり、「子どもの分まで食べなければ」と好きなものを好きなだけ食べていたり、自分に甘くなりがちです。

妊婦さんを気遣うまわりの優しさと本人の甘さが油断につながって、「食べたいものを食べる」「体を動かさない」という、食後高血糖につながる習慣をつくってしまうのです。

出産後に体重がまったく減らない人がいます。そういう人は、妊娠中に自分を甘やかし、世間からも甘やかされていた感覚から抜け出せずにいるのではないでしょうか。妊娠中と同じように食べ続け、やがておばさん体型に……。

出産後に体型が戻らない、ヘモグロビンA1cがちょっと高くなったという人は、妊娠中の習慣から抜け出せないからかも。生活を見直しましょう！

Q 15

私は完全に「かくれ高血糖」をやっていました。血管年齢を測ったら実年齢よりも高かったのは、それが原因でしょうか。血管は、ケアすれば今からでも若返りますか？

セルフチェックの内容は思い当たることばかり、しかも長年同じような生活をずっと続けてきた人は、

「もう血管が、だいぶ傷ついているのでは？」

と心配になっているかもしれません。

特に、食後血糖値を測ったら高かった、血管年齢を測ったら実年齢よりもかなり高かった――となると、すっかり自信をなくしてしまっているのではないでしょうか。

でも、どうぞ安心してください。

血管は、ケアをすれば何歳からでも良くなります。何歳であっても、遅すぎ

ることはありません。

以前は、一度傷ついた血管は二度と回復しないと言われていました。でも今では、血管年齢は若返ることがわかっています。

血糖値スパイクによってまず傷つけられるのは血管内皮ですが、血管をいたわる生活をしてあげれば、何歳からでも、血管内皮機能は回復するのです。

血管内皮には内皮細胞という細胞があり、血管を広げて血流を良くしたり血圧を安定させたり傷ついた血管を修復したりする「ＮＯ（一酸化窒素）」を出しています。この「内皮細胞」と「ＮＯ」が血管の若返りのカギを握っているので、血管内皮の機能が高まるということは血管全体が若返ることに等しいのです。


では、「かくれ高血糖」を放置したまま生活をしていて、すでに動脈硬化が進み、血管の壁にコブができていたらどうでしょうか？

生活を改めることですっかり元に戻るかと聞かれたら、残念ながら答えは「ノー」です。正直なところ、完全に元に戻すのは難しいでしょう。でも、落胆することはありません。傷つきやすくなって不安定になっている状態を、安定させることは可能です。

悪い生活習慣を続けていれば、血管にできたコブはいつまでも不安定なまま。言ってみれば、小籠包《ショーロンポー》のようなイメージです。

薄い皮が破れてプチッと肉汁があふれだす小籠包のように、やわらかくて表面が傷つきやすいコブは、いつ血管事故を起こすかわかりません。やわらかいコブが傷つけられ、そこに血小板が集まり、血液のかたまり（血栓）ができ、血管の内腔を詰まらせることで、心筋梗塞や脳梗塞が引き起こされるのです。

逆に、コブができていても、傷つけられなければ血管事故は起こりません。生活習慣を改めれば、〝小籠包〟が〝肉まん〟に変わり、外側の皮が厚くなって中身がギュッと小さくなっていきます。そんなふうに、血管にコブができても、不安定な状態を安定化させることができるのです。

その方法こそが、血糖値スパイクをなくすことです。

すでに糖尿病と診断されて治療を受けている人でも、変動はよくありません。

糖尿病でスパイクのない人と、糖尿病ではないけれどスパイクがある人を比べると、むしろ前者のほうが安全かもしれません。

それほど、変動が敵なのです。

血糖値だけではなく血圧も高脂血症も、大きな変動がいちばんの敵。

スパイクを起こさないような生活習慣に変えれば、必ず血管は若返ります。

希望をもって、できることからはじめましょう。

血糖値スパイクを減らすことは、直接的な血管へのダメージを少なくするとともに、内臓脂肪の蓄積を防ぐことで、血圧や脂質の異常を改善して動脈硬化の進行にブレーキをかけることになります。

先ほど「何歳であっても遅すぎることはない」と書きましたが、早すぎることもありません。早ければ早いほどいいことはたしかなので、「明日から」ではなく「今日」がベストタイミングです！

おわりに――「かくれ高血糖」を治せるのは、あなただけ

糖尿病と診断されるどころか、「血糖値が高い」とも指摘されないような段階から、「かくれ高血糖」は体内でひっそり起こっています。

若い人も年配の人も、やせている人も太っている人も、大食いの人も少食の人も、「かくれ高血糖」と無縁の人はいません。生活習慣病とはまったくかけ離れた場所にいそうなキラキラした若い女性であっても、血管のなかでは糖がどっと流れてきては引いていくという血糖値スパイクが起こっている可能性はゼロではないのです。

そして、血糖値スパイクの積み重ねが、誰もが避けたい血管と全身の老化を引き起こしています。寄せては返す波が岸壁の岩肌を削るように、上がっては下がる血糖が血管を傷つけ、すべての老化にかかわっているのです。

高血圧や脂質異常の治療を受けている人でも、「ちゃんと薬でコントロールしているから大丈夫」と安心していたら、ノーマークだった「やや高いへモグ

ロビンA1c」の裏側に「かくれ高血糖」があり、血管の老化をじわじわ進めているというのは、珍しくありません。

だからこそ、生活習慣病の患者さんを診るときには、高血圧や脂質異常のデータを正常化しながら治療を行うだけではなく、血管側から状況を振り返ることが欠かせません。〝結果〟である血管の状態を診ることで、〝原因〟の見逃しが見つかります。

そうやって診ているなかでよく見つかるのが、血糖値の軽い異常です。ヘモグロビンA1cや血糖値がやや高い――。

背景にあるのは、この本で紹介してきた食後高血糖ですが、糖尿病と同じように、すでに血管の老化を進めているにもかかわらず、糖尿病にまでは至っていないので、私たち医者は通常、投薬などの治療を行いません。代わりに糖尿病予備軍として、生活習慣のアドバイスを行いますが、その重要性がちゃんと患者さんに伝わらないことも少なくありません。

「かくれ高血糖」という病態があることを知って、知識を身につけて、日々の行動を変えることこそが、唯一のかくれ高血糖の治療法です。

食後高血糖は、本人が気をつければ、かなり改善することができます。

とはいえ、血糖値の上がり方には個人差が大きく、生まれ持った要素も大きくかかわっているので、「本人次第ですよ」「生活習慣次第なんですよ」とあまり言うと、ちょっと酷かもしれませんね。

でも、血糖値が上がりやすいという体質も、自分が親からもらった体質と受け止めて、余計に気をつけなければいけません。私は、患者さんたちには「今世の修行だと思って食事に気をつけようね。運動もしようね」と、半分冗談、半分本気で伝えています。

ただ、「修行」と言っても、ごはん、パン、めん類、甘いものといった糖質がすべてダメなわけではありません。

本書で紹介してきたように、**低糖質で美味しいパンも手に入りやすくなってきましたし、ごはんにもち麦を混ぜたり、食前に豆乳を飲んだり、ちょっとした工夫を取り入れれば、炭水化物も楽しめます。**

それに、血糖値が上がりやすい体質は、悪いことばかりではありません。「自分は他人よりも血糖値が上がりやすい」と知っていることが、生活習慣に気をつけるモチベーションになってくれます。

食後高血糖を起こしやすい体質を味方につけて、良い生活習慣を続けるモチベーションを保つことができれば、本来起こっていたかもしれない生活習慣病や心臓病、脳卒中、がん、認知症を予防できるかもしれないのです。

「ウサギとカメ」の話では、ウサギは足の速さを過信して怠けてしまいましたが、カメは自分が遅いことを知っていたからこそ、コツコツと歩き続けて最終的に勝利しました。**そうした逆転劇は、健康においても起きます。**

本書により、「かくれ高血糖」を引き起こしている悪しき生活習慣に気づき、その重要性を知り改善方法を実践することにより、あとから振り返ったとき、

「あのとき、かくれ高血糖に気づけたから、若さを取り戻せた！」

「あのとき血糖値が上がりやすい体質に気づけたから、長生きできた！」

と思えることを切に願っています。

【付録】

あなたの血管は、いまどんな状態でしょうか。

最後に、下の「血管力セルフチェック」を、ぜひやってみてください。もっとくわしく知りたい方は、つづけて「冠動脈疾患絶対リスクチャート」（220ページ）、「10年間で脳卒中を発症する確率算定表」（221ページ）にトライしてみてください。それぞれ、万人単位の大規模な調査の結果から作られたものです。いまから10年の間に、あなたが冠動脈疾患や脳卒中にかかる危険性を、めやすではありますが、数字で出すことができます（いずれも調査上の制限から一定の限界があり、絶対に確実とはいえませんが）。

血管力セルフチェック

チェック項目	リスク度
腹囲が男性で85cm、女性で90cm以上	1
日頃歩くことが少ない	1
満腹になるまで食べないと気がすまない	1
生活のリズムが不規則	1
完璧主義でイライラすることが多く、人には負けたくない	1
階段や坂を歩くのがつらい	1
下肢の冷えやしびれを感じる	1
親兄弟に心臓病や脳卒中になった人がいる	1
現在タバコを吸っている	3
脂質異常症と診断、またはその傾向ありと指摘されている	3
高血圧と診断、またはその傾向ありと指摘されている	3
糖尿病と診断、またはその傾向ありと指摘されている	3

↓

判定	
リスク度合計	めやす
0～2	血管力は正常と考えられる
3～5	血管力は低下している可能性がある
6以上	血管力は低下している可能性か高い

冠動脈疾患絶対リスクチャート（一次予防）

注「冠動脈疾患」とは、主に心筋梗塞と狭心症のことを指します。

死亡率 0.5%未満 0.5%以上 1%未満 1%以上 2%未満 2%以上 5%未満 5%以上 10%未満

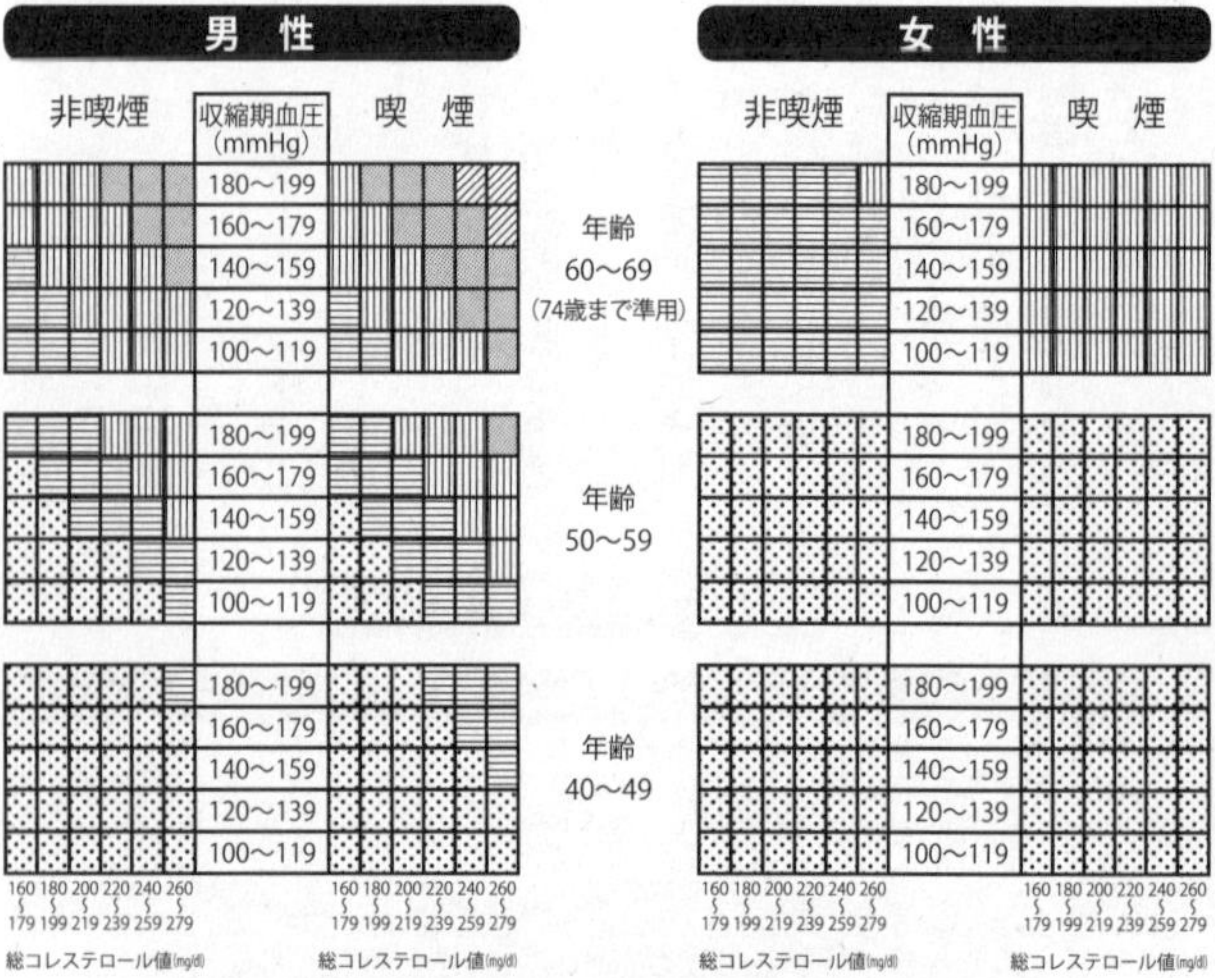

絶対リスクは危険因子の変化や加齢で変化するため、少なくとも年に一度は絶対リスクの再評価を行うこと。

【補足事項】
1）総コレステロール値 160 未満の場合は、160〜179 の区分を用いる。
2）総コレステロール値 280 以上の場合は、260〜279 の区分を用いる。
3）収縮期血圧 100 未満の場合は、100〜119 の区分を用いる。
4）収縮期血圧 200 以上の場合は、180〜199 の区分を用いる。
5）75 歳以上は本リスクチャートを適用できない。
6）血圧の管理は高血圧学会のガイドライン、糖尿病の管理は糖尿病学会のガイドラインに従って行う。
7）喫煙者は絶対リスクのレベルにかかわらず禁煙することが望ましい。
8）高血糖者、また糖尿病や慢性腎臓病患者などの高リスク状態では、このリスクチャートを用いることはできない。

（出典：日本動脈硬化学会（編）：動脈硬化性疾患予防ガイドライン 2012 年版．日本動脈硬化学会，2012
「冠動脈疾患絶対リスクチャート（一次予防）」より一部を抜粋・改変／注は筆者による）

10年間で脳卒中を発症する確率 算定表

注「脳卒中」とは、主に脳梗塞と脳出血のことを指します。

年齢（歳）	点数
40～44	0
45～49	5
50～54	6
55～59	12
60～64	16
65～69	19

性別	点数
男性の場合	6
女性の場合	0

タバコを吸っている	点数
男性の場合	4
女性の場合	8

肥満度(BMI)	点数
25 未満	0
25 以上、30 未満	2
30 以上	3

※肥満度(BMI)：
体重(kg)÷身長(m)÷身長(m)

糖尿病	点数
あり	7

※糖尿病ありとは：
治療中または空腹時血糖値126mg/dℓ以上

血圧	点数
降圧薬内服なしの場合	
120未満／80未満	0
120～129／80～84	3
130～139／85～89	6
140～159／90～99	8
160～179／100～109	11
180以上／110以上	13
降圧薬内服中の場合	
120未満／80未満	10
120～129／80～84	10
130～139／85～89	10
140～159／90～99	11
160～179／100～109	11
180以上／110以上	15

※血圧：収縮期／拡張期(mmHg)
最高血圧と最低血圧で点数の高いほう

すべての点数を合計する

合計点数	発症確率	血管年齢(歳)	
		男性	女性
10点以下	1%未満	42	47
11～17	1%以上、2%未満	53	60
18～22	2%以上、3%未満	59	67
23～25	3%以上、4%未満	64	72
26～27	4%以上、5%未満	67	76
28～29	5%以上、6%未満	70	80
30	6%以上、7%未満	73	83
31～32	7%以上、8%未満	75	85
33	8%以上、9%未満	77	90以上
34	9%以上、10%未満	79	-
35～36	10%以上、12%未満	82	-
37～39	12%以上、15%未満	85	-
40～42	15%以上、20%未満	90以上	-
43点以上	20%以上	-	-

脳卒中のリスクを測りたければ左、心筋梗塞などのリスクを測りたければ右の表を試してみましょう！

（出典：国立がん研究センターによる多目的コホート研究HPより〔http://epi.ncc.go.jp/jpphc/〕／レイアウトを一部改変、注は筆者による）

本書は2017年に弊社より刊行された
『かくれ高血糖が体を壊す』（青春新書プレイブックス）に
大幅に加筆・再編集のうえ文庫版としたものです

青春文庫

健診《けんしん》・人間《にんげん》ドックではわからない！
かくれ高血糖《こうけっとう》が
体《からだ》を壊《こわ》す

2021年 7 月20日　第 1 刷

著　者　池《いけ》谷《たに》敏《とし》郎《ろう》

発行者　小澤源太郎

責任編集　株式会社プライム涌光

発行所　株式会社青春出版社

〒162-0056　東京都新宿区若松町 12-1
電話 03-3203-2850（編集部）
03-3207-1916（営業部）
振替番号　00190-7-98602

印刷／中央精版印刷
製本／フォーネット社
ISBN 978-4-413-09782-6